编委会

主　编　邢念增　宋　刚

编　委　贾博林　司占南　王一凡　张　瑾
周　全　吴丽媛　梁　晶　张世豪
李亚健　王绎忱　王明帅

多学科综合治疗（MDT）团队

泌尿外科	邢念增　李长岭　寿建忠　张　勇 叶雄俊　肖泽均　毕新刚　肖振东 宋　刚　王　栋　管考鹏　关有彦 石泓哲　韩苏军　瓦斯里江·瓦哈甫 温　力　杨飞亚
影像诊断科	陈　雁　张　瑾　张连宇　王绎忱 张　琪
病理科	郑　闪　周　全　梁　晶
放疗科	卢宁宁
肿瘤内科	宋　岩

前言

QIAN YAN

多学科综合治疗（MDT）最早于20世纪60年代由梅奥诊所提出，20世纪90年代经过MD安德森癌症中心等医疗机构大量应用后迅速发展。对于肿瘤的诊治，MDT尤为重要。在固定的时间、固定的地点，由固定的多学科团队（肿瘤外科、肿瘤内科、影像科、病理科、放疗科等）对疑难肿瘤病例进行分析、讨论，制定诊疗方案，并由MDT团队贯彻执行。这就是现代意义上的MDT。

国家癌症中心/中国医学科学院肿瘤医院泌尿外科是国内领先的泌尿男生殖系统肿瘤诊疗中心。每周一下午是固定的MDT时间，其已成为疑难泌尿肿瘤诊疗程序化的重要组成部分。泌尿外科、影像科、病理科、放疗科、肿瘤内科等多学科专家齐聚一堂，为患者提供最优的解决方案。

《国家癌症中心泌尿外科疑难病例荟萃（甲辰辑）》是国家癌症中心/中国医学科学院肿瘤医院泌尿肿瘤MDT团队编撰的泌尿系统肿瘤疑难病例专著。内容紧贴临床，每个病例由【简要病史】【体征】【化验】【辅助检查】【诊断】【MDT目的】【MDT查房】【MDT执行及随访】【MDT 点评】【参考文献】等部分构成，完整讲解 MDT 过程及结局。可帮助医生理清临床诊疗思路，指导临床实践。读者对象为全国泌尿外科主治医师、进修医生、研究生等一线工作人员。

因编者水平和编写时间有限，本书难免存在不足或疏漏之处，恳请全国同道批评指正，一同提高泌尿肿瘤诊疗水平。

邢念增　宋　刚

2024 年 3 月

国家癌症中心泌尿外科
疑难病例荟萃

甲辰辑

主编　邢念增　宋 刚

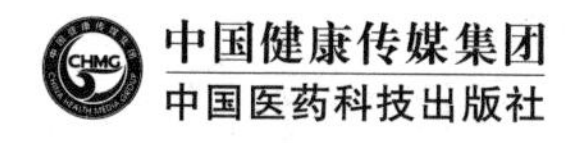

内容提要

本书是国家癌症中心/中国医学科学院肿瘤医院泌尿外科肿瘤 MDT 团队编撰的泌尿系统肿瘤疑难病例专著。内容紧贴临床，通过 37 个病例完整讲解 MDT 过程及结局。可帮助医师理清临床诊疗思路，指导临床实践。本书适合全国泌尿外科主治医师、进修医生、研究生等一线工作人员参考阅读。

图书在版编目（CIP）数据

国家癌症中心泌尿外科疑难病例荟萃（甲辰辑）/邢念增，宋刚主编．—北京：中国医药科技出版社，2024.4

ISBN 978-7-5214-4560-2

Ⅰ.①国…　Ⅱ.①邢…②宋…　Ⅲ.①泌尿系统疾病—外科学—病案—分析　Ⅳ.①R699

中国国家版本馆 CIP 数据核字（2024）第 067505 号

美术编辑　陈君杞
版式设计　诚达誉高

出版　**中国健康传媒集团**｜中国医药科技出版社
地址　北京市海淀区文慧园北路甲 22 号
邮编　100082
电话　发行：010-62227427　邮购：010-62236938
网址　www.cmstp.com
规格　889×1194mm 1/32
印张　6¾
字数　139 千字
版次　2024 年 4 月第 1 版
印次　2024 年 4 月第 1 次印刷
印刷　北京京华铭诚工贸有限公司
经销　全国各地新华书店
书号　ISBN 978-7-5214-4560-2
定价　39.00 元

获取新书信息、投稿、为图书纠错，请扫码联系我们。

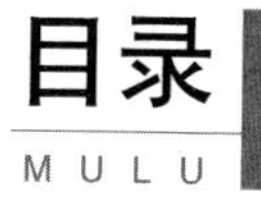

目录

MULU

第一部分　肾肿瘤疑难病例

第二部分　腹膜后肿瘤疑难病例

第三部分　盆腔肿瘤疑难病例

第一部分　肾肿瘤疑难病例

病例1　典型肾血管平滑肌脂肪瘤

【简要病史】

女，64岁，主因“检查发现左肾肿瘤一个半月”入院，伴腰痛，无尿频、尿急、尿痛等不适。

【体征】

左肾区隆起，可触及包块，无压痛及叩击痛。

【化验】

血肌酐(Scr)：56.8μmol/L。

【辅助检查】

双肾磁共振成像(MRI)(图1-1)：左肾下极可见混杂信号肿块，约11.1cm×7.3cm×11.2cm。T1WI呈低信号为主，其内可不规则高信号；T2WI呈稍低信号。其内可不规则高信号。T2WI/FS其内高信号被抑制，呈低信号，DWI呈稍低信号为主，增强扫描呈不均匀强化，其内可见不规则未强化区。双肾可见多发结节，界清，较大，约2.3cm，T1WI呈低信号，T2WI呈高信号，DWI呈高信号，增强扫描未强化。肝左叶可见结节，约1.2cm，T1WI呈稍低信号，T2WI呈稍高信号，DWI呈稍高信号，增强扫描均匀强化。胆囊、胰腺、脾脏、双侧肾上腺未见明确异常。腹膜后可见淋巴结，短径约1.2cm。提示：①左肾下极肿块，

·笔记·

警惕恶性，上皮样血管平滑肌脂肪瘤？请结合临床。②腹膜后淋巴结，警惕转移。③双肾多发囊肿。④肝左叶结节，倾向血管瘤。

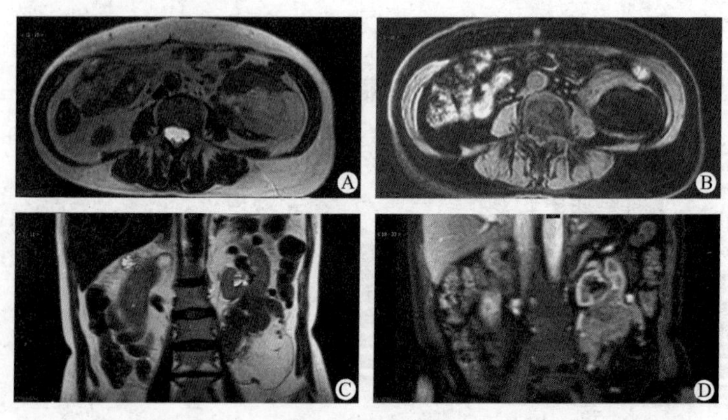

图 1-1　MRI 图像

A、C：左肾下极不规则肿物，大部分凸向肾周，病变与肾实质分界不清，略呈楔形，T2WI 病变内部分呈软组织信号，部分呈脂肪信号；B：脂肪抑制序列呈低信号；D：增强扫描实性成分稍高强化。

【诊断】

左肾肿瘤(错构瘤？)

双肾囊肿

肝结节

【MDT 目的】

明确肿瘤性质，决定手术方式。

【MDT 查房】

(1)影像科：考虑血管平滑肌脂肪瘤，需除外恶性可能。

(2)泌尿外科：患者左肾下极巨大占位，MRI 提示上皮样血管平滑肌脂肪瘤，但不除外恶性可能。考虑患者病情及本人保肾意愿强烈，可试行腹腔镜下左肾部分切除术，向患者及家属交待存在术中转行肾根治切除术，术后病理恶性需进一步治疗等风险。

【MDT 执行及随访】

充分术前准备，在全身麻醉(全麻)下行腹腔镜下左肾部分切除术。术后病理：间叶源性肿瘤，肿瘤细胞主要呈梭形，部分呈上皮样形态，结合形态及免疫组化结果，符合血管平滑肌脂肪瘤。肿瘤最大径 16cm，累及肾实质、肾被膜及肾周脂肪组织。肾切缘未见肿瘤。免疫组化结果显示：AE1/AE3(-)，Ki-67(+,1%)，HMB-45(散在+)，Melan-A(2+)，SMA(3+)，Vimentin(2+)，CD10(-)，CK7(-)，CK18(-)，EMA(-)，Desmin(灶+)，PAX2(-)，PAX8(-)，CD34(-)，S-100(-)。

【MDT 点评】

肾血管平滑肌脂肪瘤(AML)是一种发生于肾脏或肾周的间叶性肿瘤，由比例不等的成熟脂肪组织、梭形至上皮样细胞以及厚壁血管混合组成，以往称为错构瘤。近年研究证实其为单克隆疾病，是血管周上皮样细胞肿瘤谱系中的一员。

一般情况下，脂肪成分的探测有助于 AML 在影像学检查中的诊断。而乏脂 AML 在影像学上缺乏肉眼可见的脂肪成分，易与肾细胞癌相混淆。影像检查出现脂肪密度是诊断血管平滑肌脂肪瘤的重要影像学依据。当病灶内的脂肪含量低时，CT 扫描难以显示病灶内的脂肪成分。乏脂性血管平滑肌脂肪瘤增强 CT 可表现为动脉期明显强化，静脉期及延迟期减退，与均质性肾透明细胞癌相似，易导致误诊及不必要的手术治疗。

对于 AML 的治疗方式有很多，一般认为小于 4cm 的 AML 出血风险较小，定期复查即可，无需特殊处理。对于 >4cm 的 AML 需进行治疗，如肾部分切除术、微创栓塞术、射频消融等。该患者左肾巨大占位，影像考虑错构瘤可能性大，但无法完全除外恶性肿瘤。因此为患者行腹腔镜下肾部分切除术。

贾博林　张　瑾　吴丽媛　周　全　撰稿

宋　刚　邢念增　审校

参考文献

[1] Nelson CP, Sanda MG. Contemporary diagnosis and management of renal angiomyolipoma[J]. J Urol, 2002 ,168(4 Pt 1):1315 - 1325.

[2] Farrell C, Noyes SL, Tourojman M, et al. Renal angiomyolipoma: preoperative identification of atypical fatpoor AML[J]. Curr Urol Rep, 2015, 16(3): 12.

[3] Jinzaki M, Silverman SG, Akita HA, et al. Renal angiomyolipoma: a radiological classification and update on recent developments in diagnosis and management[J]. Abdom Imaging, 2014, 39(3): 588 - 604.

[4] 江斌,姚爱兵,葛余正,等. CT 增强扫描对乏脂性肾血管平滑肌脂肪瘤和均质性肾透明细胞癌的鉴别诊断价值[J]. 中国 CT 和 MRI 杂志,2022,20(10):105 - 106,133.

病例 2　少脂型肾血管平滑肌脂肪瘤 I

【简要病史】

女，57 岁，主因“检查发现右肾肿瘤 1 月余”入院。

【体征】

一般情况好。

【化验】

Scr：69.5μmol/L。

【辅助检查】

双肾 MRI（图 2－1）：右肾结节，大小约 1.5cm × 1.4cm，边界欠清，T1WI 呈低信号，反相位未见明确信号减低，T2WI 及 T2WI/FS 呈略低信号，DWI 呈稍高信号，增强扫描呈不均匀边缘强化。提示：右肾结节，影像学表现不典型，肾癌与少（乏）脂型血管平滑肌脂肪瘤待鉴别。

【诊断】

右肾肿瘤（错构瘤可能性大）。

【MDT 目的】

明确肿瘤性质，决定手术方式。

【MDT 查房】

影像科：患者双肾 MRI 检查影像学表现不典型，肾癌与少脂型血管平滑肌脂肪瘤待鉴别。

泌尿外科：患者影像学检查提示右肾大小约 1.5cm × 1.4cm

占位，建议行腹腔镜下右肾部分切除术，待病理回报明确诊断。

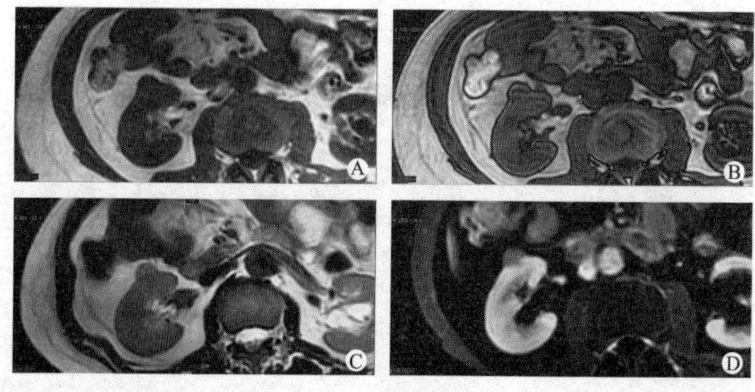

图2-1　MRI图像

A：右肾结节，与肾脏交界面略呈楔形，边界欠清，T1WI同相位呈等信号，仔细对比观察可见局灶高信号；B：反相位信号减低；C：考虑为灶状脂肪，T2WI呈等信号；D：增强扫描呈轻度强化。

【MDT执行及随访】

积极术前准备，向患者交待病情及治疗方案后，行腹腔镜右肾部分切除术，术后病理提示：结合病史及免疫组化，符合肾血管平滑肌脂肪瘤，肿瘤大小约1.5cm×1.3cm×1cm。周围肾组织未见显著病变。免疫组化结果显示：AE1/AE3(−)，S-100(局灶+)，Melan-A(1+)，Melanoma Pan(3+)，SMA(2+)，Desmin(局灶+)，CD34(−)，PAX8(−)，Ki-67(+<1%)，HMB-45(灶状+)。

【MDT点评】

血管平滑肌脂肪瘤（AML）由不同比例的脂肪组织、血管及平滑肌组成，影像检查出现脂肪密度是诊断血管平滑肌脂肪瘤的重要影像学依据。当病灶内的脂肪含量低时，CT扫描难以显示病灶内的脂肪成分。

MRI 对于脂肪的敏感性更高。AML 内的脂肪在 T1WI 和 T2WI 上均表现为高信号，以在脂肪相上呈高信号和在脂肪抑制图像上显示为信号减低为特征。鉴别诊断上，肉眼可见的脂肪成分偶尔可见于其他肾脏实性肿瘤，如肾癌、嗜酸细胞腺瘤等，但仅见于个案报道中。其他需要鉴别的罕见间叶源性的肾脏含脂肪肿瘤有脂肪瘤和脂肪肉瘤，但 AML 通常是富血供，明显不均匀强化的，而脂肪肉瘤相对是乏血供的。研究表明 MRI 检查综合分析病灶在压脂 T2WI 像上 SⅠ值、同反相位 SⅡ值百分比、动态增强扫描 A/D 值及病灶强化均匀与否，可在术前对小肾癌和乏脂型 AML 进行鉴别诊断。

贾博林　张　瑾　吴丽媛　周　全　撰稿

宋　刚　邢念增　审校

参考文献

[1] 江斌，姚爱兵，葛余正，等. CT 增强扫描对乏脂性肾血管平滑肌脂肪瘤和均质性肾透明细胞癌的鉴别诊断价值[J]. 中国 CT 和 MRI 杂志，2022，20(10)：105－106，133.

[2] 程劲松，韩津梁. 应用 MRI 鉴别小肾癌与乏脂型血管平滑肌脂肪瘤的研究[J]. 中国实验诊断学，2018，22(03)：478－480.

病例3　少脂型肾血管平滑肌脂肪瘤Ⅱ

【简要病史】

男，60岁，主因“体检超声发现左肾肿瘤1月”入院，无腰痛，无尿频、尿急、尿痛等不适。

【体征】

无特殊。

【化验】

Scr：47.6μmol/L。

【辅助检查】

CT：左肾实性结节，大小约2.4cm×1.7cm，形态不规则，边界尚清，平扫显示不具体，增强扫描皮髓质期强化较明显，实质期强化程度减低。提示：左肾实性结节，警惕为恶性，请结合临床及近期MRI检查。

MRI（图3－1）：左肾见一异常信号结节影，约2.2cm×1.6cm，边界清，T1W1/DUAL呈等信号，T2WI/FS呈低信号，DWI序列呈高信号，增强扫描动脉早期明显强化，延迟期强化程度减低。提示：左肾结节，倾向为少（乏）脂型血管平滑肌脂肪瘤，不排除肾癌（嫌色细胞癌）的可能。

【诊断】

左肾肿瘤。

【MDT目的】

明确肿瘤性质，决定手术方式。

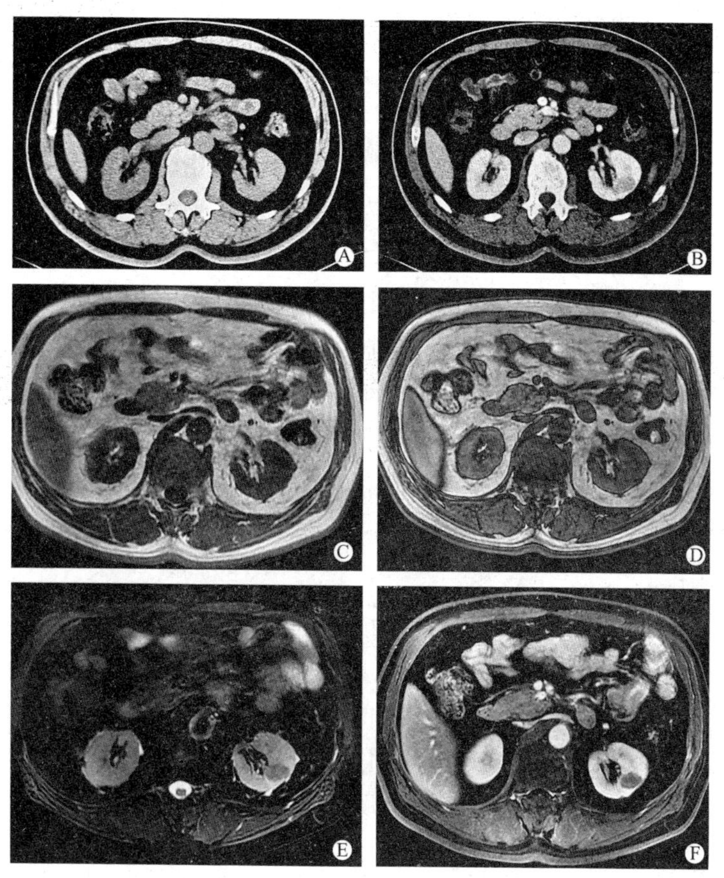

图 3－1　双肾 CT 及 MRI 图像

A：左肾中部可见一类圆形结节，边界清楚，CT 平扫呈稍高密度；B：增强扫描呈均匀较低强化；C、D：MRI 示 T1WI 呈稍低信号，反相位未见明确信号减低区；E：T2WI/FS 呈均匀稍低信号；F：DWI 呈高信号，增强后早期较明显不均匀强化，延迟期强化减低，呈较低均匀强化。

【MDT 查房】

（1）影像科：血管平滑肌脂肪瘤超声典型特征是边界

清楚、后伴声影的高回声病变，但不能作为特异性诊断。典型的血管平滑肌脂肪瘤在 CT 扫描中可见脂肪信号（CT 值小于 -20 Hu），即可排除肾癌的诊断。然而，据文献报道，约 14% 的 AML 在扫描 CT 时未能发现脂肪组织，可能原因是成熟的脂肪组织比例较少。此患者为老年男性，左肾肿物，CT 示不均匀强化，未见明确脂肪密度，因此需警惕恶性。对于疑难病例或有 CT 检查禁忌证时，MRI 的压脂显像也有助于确诊，MRI 对脂肪识别的敏感性很高。

（2）病理科：低倍镜下肿瘤浸润性生长，细胞胞浆粉染，形态不规则，并可见片状坏死。高倍镜下，肿瘤细胞呈梭形或上皮样，细胞核核仁明显；胞浆丰富可见嗜伊红颗粒，并可见散在黑色粗颗粒，异型性明显，偶见瘤巨细胞。

（3）泌尿外科：患者为老年男性，CT 未发现脂肪信号，进一步 MRI 压脂序列可见信号减低。患者肿物靠近肾门，手术难度较大，因此术前鉴别肾肿瘤的良恶性十分关键，结合肿物影像学特征和患者年龄，考虑 AML 可能性大，拟行 3D 腹腔镜肾部分切除术，待术后病理结果明确诊断。

【MDT 执行及随访】

积极术前准备，向患者交待病情及治疗方案后，行 3D 腹腔镜左肾部分切除术，术后病理：肾梭形细胞肿瘤，结合形态及免疫组化符合肾血管平滑肌脂肪瘤，肿瘤最大径 2cm。未累及肾周脂肪；肾切缘未见肿瘤；周围肾未见明显病变。免疫组化结果显示：PAX2（-），PAX8（-），CK20（-），CK7（-），CD10（-），P504S（-），HMB-45（-），Melan-A（2+），

·笔记·

Desmin(-), S-100(-), CD34(血管内皮+), Ki-67(4%+), AE1/AE3(-)。

【MDT 点评】

AML 包含不同比例的血管、平滑肌和脂肪，含量差别很大。多数以脂肪成分为主，少数少（乏）脂型 AML 以平滑肌为主。AML 的病理表现：通常边界较为清晰，不存在包膜，肿瘤实质，体积较大的患者于中央处可出现坏死。镜下肿瘤主要以不同比例的平滑肌、厚壁血管、脂肪组织共同组成。平滑肌细胞形态具有多样性，细胞核出现异型性，有时可发现上皮样形态的细胞。上皮样细胞具有丰富的颗粒状胞浆，偶尔为神经节样细胞形态，细胞核大且深染，呈圆形或卵圆形，存在异型性结构，核仁显眼。免疫组化特征：SMA(3+)。

肾 AML 主要与肾细胞癌相鉴别。肾细胞癌影像学特点：超声图像呈低回声、高回声或混合回声，边缘呈假包膜表现，注入造影剂可呈现不均匀强化。CT 平扫时多表现低或等密度，极少为高密度，肿块可呈圆形、类圆形、不规则形，可有分叶，边界清楚。癌灶内可囊变、出血、坏死、钙化，增强扫描多表现为不均质高强化，强化程度一般小于肾实质。

AML 有典型影像学表现。CT 可有特征性脂肪密度一般可明确诊断。乏脂型 AML（mfAML）由于其影像检查不含脂肪密度，并且具有富血供的强化方式，与小肾癌表现类似，鉴别困难。mfAML 特征性的“黑星征”是由于瘤体内少量脂肪成分的杂乱分布所致，表现为增强后显著强化的瘤体内散在分布的斑点状低密度脂肪影，同时由于其多沿

·笔记·

放射状分布的髓质边缘向外生长，较易受邻近的正常组织挤压，故还可出现楔形征。

综合分析，病灶在压脂 T2WI 像上 SI 值、同反相位 SII 值百分比、动态增强扫描 A/D 值及病灶强化均匀与否，可对小肾癌和乏脂型 AML 在术前进行鉴别诊断，未来仍需大样本临床研究以进一步分析乏脂型肾血管平滑肌脂肪瘤的特点。

贾博林　张　瑾　吴丽媛　周　全　撰稿

宋　刚　邢念增　审校

参考文献

[1] 王旭,宋歌,王宗平,等. 早期富血供超小肾癌与肾乏脂肪血管平滑肌脂肪瘤的 CT 鉴别诊断[J]. 中华全科医学,2020,18(06):989-993,1017. DOI:10.16766/j.cnki.issn.1674-4152.001410.

[2] 程劲松,韩津梁. 应用 MRI 鉴别小肾癌与乏脂型血管平滑肌脂肪瘤的研究[J]. 中国实验诊断学,2018,22(03):478-480.

病例4　少脂型上皮样血管平滑肌脂肪瘤、肾癌难以鉴别

【简要病史】

女，58岁，主因“体检发现右肾肿瘤半月”入院。无腰痛，无尿频、尿急、尿痛等不适。

【体征】

一般情况好。

【化验】

Scr：47.6μmol/L。

【辅助检查】

MRI（图4-1）：右肾中部结节，凸向肾窦，边界欠清，T1WI同相位等信号为主，可见局灶高信号，反相位信号减低；T2WI呈稍低信号为主，内见灶状高信号，增强扫描呈不均匀中度强化。提示：右肾中部结节，少（乏）脂性肾血管平滑肌脂肪瘤与肾癌待鉴别。

【诊断】

右肾肿瘤。

【MDT目的】

明确肿瘤性质，决定治疗方式。

【MDT查房】

（1）影像科：此患者右肾中部占位，仔细观察可见灶状脂肪信号，反相位信号减低，因此需鉴别少脂型肾血管平滑肌脂肪瘤或肾癌脂肪变性可能。

·笔记·

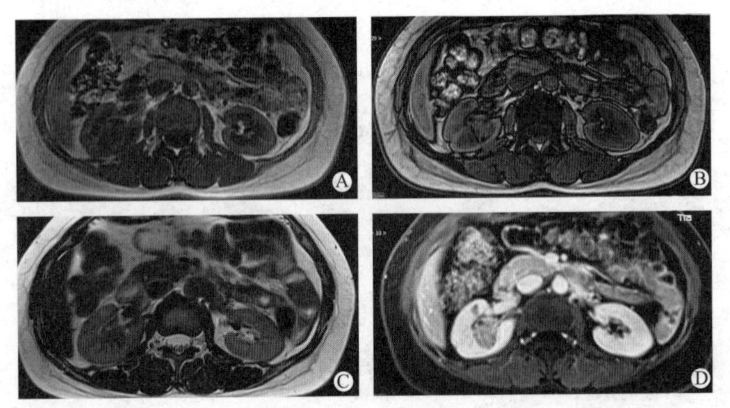

图4-1 MRI图像

A：右肾中部结节，凸向肾窦，边界欠清，T1WI同相位等信号为主，仔细对比观察可见局灶高信号；B：反相位信号减低；C：考虑为灶状脂肪，T2WI呈稍低信号为主，内见灶状高信号；D：增强扫描呈不均匀中度强化，灶状脂肪区未见强化。

（2）泌尿外科：患者右肾占位，少脂型肾血管平滑肌脂肪瘤或肾癌难以鉴别。患者肿瘤完全内生型占位，凸向肾窦，肾部分切除术存在无法找到肿瘤、肿瘤破裂导致种植（如术后病理为恶性）等风险。建议行肾肿物穿刺明确病理。患者及家属拒绝，要求行肾根治切除术，充分术前准备，限期手术治疗。

【MDT执行及随访】

充分术前准备，在全麻下行腹腔镜下右肾根治性切除术，并行NOSES术取出标本。术后病理：上皮样血管平滑肌脂肪瘤，最大径3.5cm，未累及肾被膜、肾窦脂肪及肾盂。周围肾未见明显异常。输尿管切缘未见肿瘤。免疫组化：AE1/AE3（-），CD10（灶+），HMB-45（1+），S-100（-），Vimentin（3+），Melan-A（3+），Ki-67（+<5%），CD34（血管+）。

【MDT 点评】

肾脏上皮样血管平滑肌脂肪瘤（EAML）是血管平滑肌脂肪瘤的一种罕见变异，主要由增生的上皮样细胞构成，可呈浸润性破坏性生长。2004 年 WHO 泌尿系统肿瘤分类中将其定义为一种具有恶性潜能的间叶性肿瘤，属于血管周上皮样细胞瘤（PEComa）中的一种。

肾脏 EAML 临床表现缺乏特异性，有文献报道约 27% 的 EAML 患者可合并结节硬化症（TSC），且常为双侧多发性。也有患者在 TSC 随访中发现 EAML。随着肿瘤的增大，压迫或侵袭肾盂、肾盏以及周围组织器官时，可表现为腰部酸痛、胀痛、隐痛、腹部肿块、血尿等症状。

EAML 体积较大，呈浸润性生长，肉眼呈灰褐色、白色、棕色，或伴出血，可有坏死，有时肿瘤侵及肾外组织或肾静脉甚至腔静脉。部分病例呈癌样形态学特征：①由大的圆形或多角形上皮样细胞呈紧密巢状和片状排列，细胞巢、片状结构有富含血管的间质分割，核异型，核仁突出，常见核内包涵体；②细胞胞浆丰富，强嗜酸性，细胞核较大，囊泡状，核仁清楚，可见多核巨细胞和大的神经节样细胞；③一般无核分裂象或仅 1 个/50HPF，少数病例核分裂象≥2 个/50HPF；④常有多少不等的坏死及出血；偶尔可见黑色素沉积。另一些病例由上皮样成分和胖梭形细胞弥漫致密片状排列构成，形态学具更大的异质性。肿瘤细胞可为相对一致的上皮样细胞，胞浆透亮或颗粒状、羽毛状嗜酸性胞浆，细胞较小，核较一致，缺乏核异型，核内包涵体少见；可见单个或成群的多核巨细胞；多数肿瘤中可见肿瘤细胞围绕血管周围聚集；部分可见间质内泡沫样组织细胞沉积以及内陷的良性肾小管，有时可表现为乳头状结构。

术前影像学检查对于肾脏 EAML 的诊断至关重要。然而，由于大多数 EAML 缺乏脂肪成分，常规的 CT 或 MRI 极易造成误诊。文献报道绝大多数肾脏 EAML 患者 CT 平扫密度高于邻近肾实质，呈稍高密度。肾脏 EAML 可均匀或不均匀强化，关于其强化形式特点各文献报道不一，呈现为“快进快出”或“快进慢出”特点。EAML 的 MRI 检查会有 T2WI 低信号，增强扫描会有不均匀强化，网格状强化是其特点。

手术是治疗 EAML 的主要手段，但是由于 EAML 的低度恶性潜能，术后仍有可能出现局部复发甚至远处转移。作为血管周围上皮样细胞肿瘤家族的一员，EAML 被认为和其他家族成员一样对化疗敏感。也有研究发现 20%～30% 的 EAML 患者存在 TSC2 基因突变，导致 mTOR 受体通路激活，可辅助应用 mTOR 抑制剂（如雷帕霉素、依维莫司）治疗转移性 EAML 的分子学基础，但其疗效仍需进一步临床验证。

贾博林　张　瑾　吴丽媛　周　全　撰稿

宋　刚　邢念增　审校

参考文献

[1] Eble JN, Sauter G, Epstein JI, et al. WHO classification oftumors: pathology and genetics of tumours of the urinarysystem and

male gental organs (world health organization classification of tumour) [M]. Lyon: IARC Press, 2004: 65 – 69.

[2] Aydin H, Magi-Galluzzi C, lane BR, et al. Renal angiomyolipoma: clinicopathologic study of 194 cases with emphasis on the epithelioid histology and tuberous sclerosis association[J]. Am J Surg Pathol, 2009, 32(2): 289 – 297.

[3] 胡亚丽,谢燕娟,郑秀妍,等. 肾上皮样血管平滑肌脂肪瘤 5 例临床病理分析[J]. 农垦医学,2018(2): 106 – 110.

[4] Tsukada J, Jinzaki M, Yao M, et al. (2013) Epithelioid angiomyolipoma of the kidney: radiological imaging[J]. Int J Urol,20(11): 1105 – 1111.

[5] Cui L, Zhang JG, Hu XY, et al. CT imaging and histopathological features of renal epithelioidangiomyolipomas [J]. Clin Radiol, 2012, 67(12): e77 – 82.

[6] 梁海毛, 王建俭, 周林锋, 等. 肾脏上皮样血管平滑肌脂肪瘤的 CT 表现与病理基础[J]. 中国 CT 和 MRI 杂志, 2012, 10(4): 66 – 69.

[7] 杨宇凌,余水全,郭永飞,等. 肾上皮样血管平滑肌脂肪瘤的 CT 影像学分析[J]. 中国 CT 和 MRI 杂志, 2018, 03(101): 118 – 120.

[8] 丛欣莹,张瑾,余小多,等. 肾脏上皮样血管平滑肌脂肪瘤的 CT 及 MRI 表现[J]. 癌症进展, 2016,03(3): 240 – 244.

[9] Cong X, Zhang J, Xu X, et. al. Renal epithelioid angiomyolipoma: magnetic resonance imaging characteristics [J] . AbdomRadiol (NY), 2018,43(10): 2756 – 2763.

·笔记·

病例5　多模态影像学鉴别不典型肾血管平滑肌脂肪瘤和肾癌

【简要病史】

女，33岁，主因"体检发现右肾肿瘤1月余"入院。无腰痛、腹痛，无肉眼血尿等不适。腹部增强CT提示右肾肿物，直径约3.6cm，考虑肾肿瘤。

【体征】

无阳性体征，面部未见血管纤维瘤。

【化验】

血常规、肝肾功能等生化检查未见明显异常。术前Scr：62.3 μmol/L。

【辅助检查】

腹部增强CT（图5-1）：右肾上极肿物，部分边界清楚，部分边缘欠清，最大横截面约2.6 cm×3.5cm，冠状位病变长约4.3cm。增强扫描不均匀强化，动脉期CT值为70~86Hu；门静脉期CT值为100~107Hu，内部见散在少许片状无强化区；肿物局部与肾门关系密切。CT诊断：右肾上极肿物，肾癌与少（乏）脂型血管平滑肌脂肪瘤待鉴别，建议结合MRI进一步检查。

肾脏增强MRI（图5-2）：右肾可见肿物一枚，大小约3.7cm×2.8 cm×3.1cm，病变部分呈实性，部分呈脂肪信号，T1WI同相位等信号伴片状高信号，反相位可见信号

·笔记·

减低区，FAT 相可见明显高信号区，T2WI 高/低混杂信号，T2WI/FS 相应高信号减低，考虑肿瘤内存在成熟脂肪成分；DWI 稍高信号。增强扫描皮髓质期实性区域较明显强化，实质期可见强化减低。MRI 诊断：右肾血管平滑肌脂肪瘤。

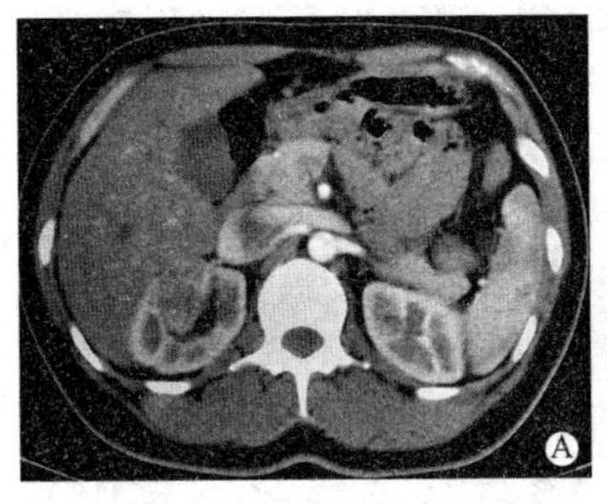

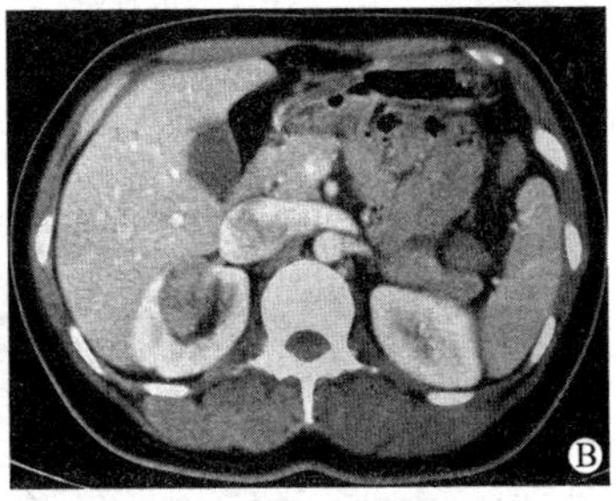

图 5－1 CT 图像

A. CT 增强扫描皮髓质期；B. CT 增强扫描肾实质期

【诊断】

右肾肿物

肾血管平滑肌脂肪瘤？

肾癌？

【MDT 目的】

患者右肾肿物中心可观察到脂肪成分，与肾窦脂肪不易鉴别，需要明确肿瘤性质，决定手术方式。

【MDT 查房】

（1）影像科：AML 多见于年轻女性。超声典型特征是边界清楚、后伴声影的高回声病变，但不能作为特异性诊断。典型的 AML 在 CT 扫描中可见脂肪信号（CT 值 < －10 Hu），即可基本排除肾癌的诊断。然而，据文献报道，约 14% 的 AML 在扫描 CT 时未能发现脂肪组织，可能原因是成熟的脂肪组织比例较少。此患者为年轻女性，右肾肿物，CT

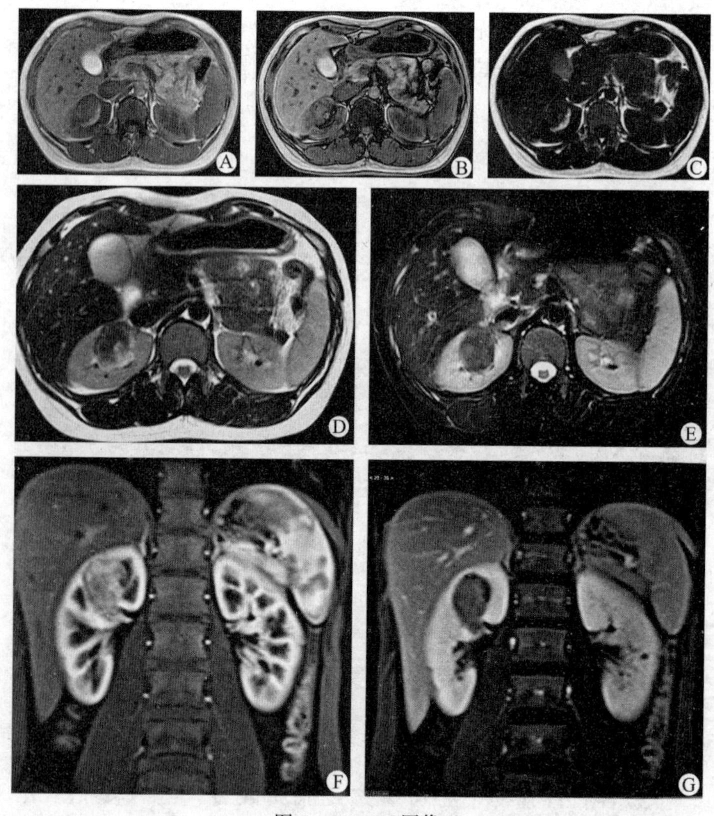

图 5－2　MRI 图像

A. T1WI 同相位；B. T1WI 反相位；C. T1WIFat 相；D. T2WI；E. T2WI 压脂像；F. 增强扫描皮髓质期；G. MRI 增强扫描肾实质期

示局限性实性肿块不均匀强化，内侧边缘可见条片状脂肪密度，肿瘤内脂肪与肾窦脂肪待鉴别，增强表现呈持续的不均匀中度强化，不是典型的肾脏透明细胞癌“快进快出”表现，因此考虑肾癌与少脂型血管平滑肌脂肪瘤待鉴别。

对于疑难病例或有 CT 检查禁忌证时，MRI 的压脂显像有助于诊断。MRI 对脂肪识别的敏感性很高，T2WI 序列可见肿瘤内结节状高信号，T2WI 脂肪抑制序列可见信号减低，提示肿瘤内含有成熟脂肪成分。本例患者 MRI 影像诊断提示为右肾 AML，并且肿瘤边缘清晰，没有局部侵犯的表现，提示为血管平滑肌脂肪瘤。

（2）泌尿外科：患者为年轻女性，右肾肿物靠近肾门，手术难度较大，因此术前鉴别肾肿瘤的良恶性十分关键。CT 脂肪信号不明确，进一步 MRI 检查发现脂肪信号，综合 CT 和 MRI 考虑 AML 可能性大，拟行 3D 腹腔镜肾部分切除术，待术后病理结果明确诊断。

【MDT 执行及随访】

积极术前准备，向患者交待病情及治疗方案后，行 3D 腹腔镜右肾部分切除术（图 5－3）。术中冰冻病理回报：梭形细胞肿瘤，考虑间叶来源。

术后病理：肿瘤最大径 3.5cm，包膜完整。镜检考虑梭形细胞肿瘤，结合形态及免疫组化符合肾血管平滑肌脂肪瘤，周围肾未见病变。免疫组化结果：AE1/AE3(－)，HMB-45(灶状＋)，Melan-A(3＋)，S-100(－)，Calponin(1＋)，SMA(3＋)，Ki-67(＋5%)，PAX8(－)。

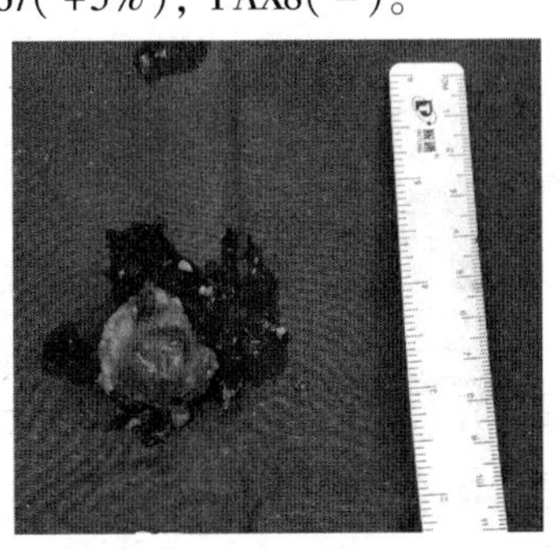

图 5－3　右肾肿物标本

随访 6 个月，未见复发。

【MDT 点评】

AML 是一种良性间叶组织肿瘤，由不同比例的脂肪组织、梭形细胞、上皮样平滑肌细胞和异常的厚壁血管组成，属于血管周上皮样细胞肿瘤（PEComa）家族；ICD－0 编码：8860/0。AML 的大体表现：通常边界较为清晰，缺乏包膜，颜色根据不同组织成分的比例，从黄色到粉红色不等，体积可以很大，但呈膨胀性而非浸润性生长。AML 的镜下形态：大多数 AML 是由成熟脂肪、厚壁的不规则血管和平滑肌组成。平滑肌细胞在血管壁周围呈放射状生长，也可呈上皮样形态，有时细胞核呈现明显的异型性、核分裂象和多核细胞，此时可能提示恶性。脂肪成分主要是成熟的脂肪组织，但也可有脂肪母细胞。肿瘤中的血管主要为厚壁血管，缺乏正常动脉的弹力层。免疫组化特征：AML 同时有黑色素细胞标记物（HMB45、Melan A）、平滑肌标记物（SMA）和 S－100 的表达。2004 年 WHO 将上皮样血管平滑肌脂肪瘤（EAML）从 AML 中划分出来。EMAL 是一种罕见的具有恶性潜能的血管平滑肌脂肪瘤变异型，由至少 80% 的上皮样细胞组成；ICD－0 编码：8860/1。肿瘤细胞圆形或多角形，细胞核较大，核仁清楚，可有细胞核间变、核分裂象、血管浸润、坏死和肾周脂肪组织的浸润，常有明显的出血。有些肿瘤中可有灶状经典的 AML 区域。

肾 AML 主要需与肾细胞癌相鉴别。肾细胞癌影像学特点：超声图像呈低回声、高回声或混合回声，边缘呈假包膜表现，注入造影剂可呈现不均匀强化。CT 平扫时多表现低或等密度，极少为高密度，肿块可呈圆形、类圆形、不规则形，可有分叶，边界清楚。癌灶内可囊变，出血、坏死、钙化，增强扫描多表现为富血供肿瘤，呈“快进快出”或持续明显强化表现。

AML 大部分为良性，散发病例表现为孤立的肾脏实性肿块，主要见于中老年女性；另一类合并其他器官表现，见于结节性硬化患者。大约95% AML 含有肉眼可见的脂肪，在影像学表现上具有特征性。典型超声表现为高回声。通常 CT 上测得实性肿块内成分的 CT 值小于或等于 -10Hu，可认为其内含有肉眼可见的脂肪。MRI 对于脂肪的敏感性更高。AML 内的脂肪在 T1WI 和 T2WI 上均表现为高信号，以在脂肪相上呈高信号和在脂肪抑制图像上显示为信号减低为特征。鉴别诊断上，肉眼可见的脂肪成分偶尔可见于其他肾脏实性肿瘤，如肾癌、嗜酸细胞腺瘤等，但仅见于个案报道中。其他需要鉴别的罕见间叶源性的肾脏含脂肪肿瘤有脂肪瘤和脂肪肉瘤，但 AML 通常是富血供，明显不均匀强化的，而脂肪肉瘤相对是乏血供的。AML 有多种变异类型，5% 不含有影像学可见的脂肪，称为乏脂肪的血管平滑肌脂肪瘤（fpAML），通常在 CT 上表现为密度均匀的高于正常肾实质的肿块。在 CT 及 MRI 上，AML 根据其内成分的不同，表现出不同的强化特点，可出现血管样强化。乏脂的血管平滑肌脂肪瘤与肾癌鉴别存在困难，可以通过形态学、增强扫描内血管强化等特殊征象综合辅助判断。

贾博林　王绎忱　梁　晶　周　全　撰稿

宋　刚　邢念增　审校

参考文献

[1] 王海屹,叶慧义,袁静,等. 乏脂肪肾脏血管平滑肌脂肪瘤的MR表现[J]. 中华放射学杂志, 2010(12):1268-1271.

[2] 曹文英,文载律,张宏文. 19例肾血管平滑肌脂肪瘤病理分析[J]. 诊断病理学杂志,2000(03):44-45.

[3] 赵小芳,于志鹏,赵长秀,等. 乏脂性肾血管平滑肌脂肪瘤与小肾癌的CT鉴别诊断价值[J]. 现代医用影像学,2021(10):60-63.

[4] 周纯武. 肿瘤影像诊断图谱[M]. 北京:人民卫生出版社, 2011.

·笔记·

病例6　肾恶性上皮样血管平滑肌脂肪瘤

【简要病史】

女，67岁，主因“左肾切除术后3年余，腹膜后肿瘤切除术后8月，复发半月”入院。现病史：患者自述3年前于当地医院行左肾根治性切除术，术后病理提示血管平滑肌脂肪瘤，术后定期复查。半个月复查CT提示子宫左侧占位，考虑肿瘤复发。

【体征】

无阳性体征，腹部未触及肿块。

【化验】

血常规、肝功能等生化检查未见明显异常。

【辅助检查】

强化CT示（图6－1）：①腹部术后，左肾缺如，腹膜后术区短线状高密度影，盆腔术区左侧整窝条片状软组织增厚，同前相仿，考虑术后改变，请随诊。子宫左旁不规则肿物，较前增大，大小约4.8cm×4.1cm，不均匀强化，贴邻盆腔肠管，考虑为转移瘤。

PET/CT检查：左肾术后缺如，腹膜后术区可见短线状高密度影，未见摄取增高；盆腔术区左侧髂窝条片状软组织增厚，伴轻度摄取增高，最大SUV1.8。腹膜后、左侧髂血管区、肠系膜区散在小淋巴结，未见摄取增高，大者短径约0.5cm。子宫左旁软组织结节，大小约2.2cm×1.4cm，可疑伴轻度摄取增高，最大 SUV2.7，贴邻盆腔肠管，子宫节育器置入术后。部分肠管良性摄取。肝脏、脾脏、胰腺、胆囊、右肾、双侧肾上腺及右侧附件区的放射性摄取未见明显异常。余腹腔及双侧腹股沟未见明显肿大淋巴结。

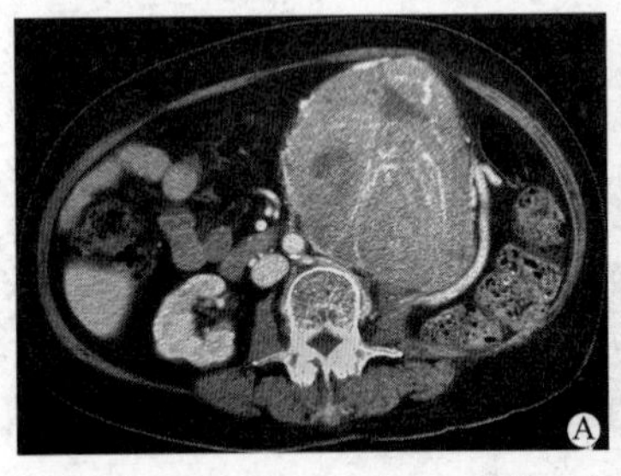
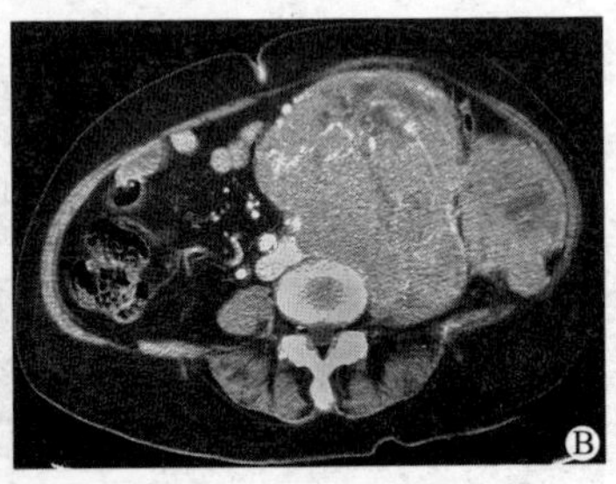

图 6－1　CT 图像

腹膜后及盆腔可见数个软组织肿物，较明显不均匀强化，内见少许不规则低密度区，边缘及内部可见较明显强化血管影，结合病史，符合肿瘤复发。

【诊断】

肾恶性上皮样血管平滑肌脂肪瘤术后复发。

【MDT 目的】

明确肿瘤性质，决定治疗方案。

【MDT 查房】

（1）影像科：腹膜后及盆腔可见数个软组织肿物，较明显不均匀强化，内见少许不规则低密度区，边缘及内部可见较明显强化血管影，结合病史，符合肿瘤复发。

（2）泌尿外科：患者盆腔系肿物复发，活检病理提示恶性，可行手术切除。注意术中避免肠道损伤。

【MDT 执行及随访】

积极术前准备，向患者交待病情及治疗方案后，行腹腔镜下肠粘连松解术 + 盆腔肿瘤切除术。

8 个月前术后病理：肉眼所见破碎肿物一枚，大小 21cm×17cm×8cm。切面灰白、灰黄，质糟脆，见大量脱落肿物，伴出血坏死，表面似有包膜。诊断意见："左肾血管平滑肌脂肪瘤切除术后"（腹膜后盆腔肿物）上皮样恶性肿瘤，异型性明显，伴大片坏死及泡沫细胞聚集，核分裂象 5 个/50HPF，结合病史、形态及免疫组化考虑恶性上皮样血管平滑肌脂肪瘤。免疫组化结果显示：AE1/AE3(－)，Vimentinl(－)，Melan-A(2＋)，HMB-45(灶＋)，Inhibinl(－)，EMAI（－)，Syno(－)，ChrA(－)，CD56(－)，Ki-67(＋10%)，CD21（－)，CD23(－)，CD68(1＋)，CD163(＋)，CK18(－)。

本次手术病理：肉眼所见结节状肿物，大小 6.5cm×4cm×4cm，肿物切面灰白质细，伴大量出血。诊断意见：（盆腔肿物）恶性肿瘤，呈上皮样形态，伴出血及退变坏死，肿瘤最大径 6.5cm，已与原手术切片对比观察，形态相似，符合上皮样血管平滑肌脂肪瘤复发。

【MDT 点评】

肾上皮样血管平滑肌脂肪瘤（EAML）的确诊主要依靠术后病理，尤其是免疫组织化学检查，特征表现为肿瘤细胞显示 HNB-45、Melan-A 强阳性。约有 1/3 发展为恶性，恶性 EAML 以局部浸润及淋巴结转移为主，预后总体较差。EAML 一般缺少经典型脂肪成分，主要的特征性表现为增生的上皮样细胞呈放射状、巢状或器官样围绕在血管周围，血管可以是厚壁，也可以是薄壁分支状血管。肿瘤细胞的胞质一般嗜酸或透明。虽然 EAML 形态多样，但免疫组化表型一致且富有特征性，呈现黑色素细胞标记物 HMB45、Melan-A、MiTF 和肌源性标记物 SMA、actin 均阳性结果。

·笔记·

手术切除仍然是该病的首选治疗方式，但对于发生淋巴结及器官转移的患者仍无有效的治疗手段。对于化疗药物及靶向治疗的研究很多，表柔比星、mToR 抑制剂依维莫司、吉西他滨等药物短期可能有效，但长期效果不明显。随着研究的不断深入，可发现 EAML 可能的活跃靶点，进而为 EAML 辅助治疗找到新方向。

司占南　张　瑾　吴丽媛　周　全　撰文

宋刚　邢念增　审校

参考文献

[1] 崔基雷．肾恶性上皮样血管平滑肌脂肪瘤一例并文献复习[D]．山东大学,2017.

[2] 张淑红,黄受方,陆鸣,等．血管周上皮样细胞肿瘤的命名来源、病理诊断及鉴别诊断[J]．诊断病理学杂志,2008(03):238-240.

[3] 徐丹,陈沧伟,孙利,等．肾恶性上皮样血管平滑肌脂肪瘤临床病理观察[J]．诊断病理学杂志,2016,23(12):946-948.

[4] Cui L, Zhang JG, Hu XY, et al. CT imaging and histopathological features of renal epithelioid angiomyolipomas[J]. Clin Radiol, 2012,67(12):77-82.

[5] Lam ET, La Rosa FG, Suby-Long TD, et al. A rare case of metastatic renal epithelioid angiomyolipoma[J]. Oncology (Williston Park), 2011,25(9):832-838.

[6] Filho Jdo E, Meneses de Amorim D, Sweet GM, et al. Renal epithelioid angiomyolipoma with epithelial cysts: demonstration of Me-

lan A and HMB45 positivity in the cystic epithelial lining[J]. Ann DiagnPathol, 2012,16(5):397－401.

[7] Luo D, Gou J, Yang L, et al. Epithelioid angiomyolipoma with involvement of inferior vena cava as a tumor thrombus: a case report [J]. Kaohsiung J Med Sci, 2011,27(2):72－75.

病例7　MiT 家族易位性肾癌

【简要病史】

女，47 岁，主因“体检发现左肾肿瘤 1 月”入院。无腰痛，无肉眼血尿等症状，CT 提示“左肾肿物”，大小约 8cm，考虑恶性可能性大。

【体征】

一般情况好。

【化验】

Scr：59μmol/L。

【辅助检查】

腹部超声：左肾增大，结构紊乱，可见囊实性团块，约 8.3cm×6.5cm，界不清。提示：左肾占位，倾向恶性。

双肾 MRI（图 7－1）：左肾下极巨大异常信号肿物，大小约 11cm×7cm，形态规则，边界清晰，浅分叶，T1WI 呈等、低信号，同反相位未见信号减低，T2WI/FS 呈低信号，其内可见液化坏死区，DWI 呈高信号，增强扫描明显强化。腹膜后及左侧肾门区结节样异常信号，大者短径约 1.0cm，T1WI 呈低信号，T2WI 呈高信号，增强扫描可见强化。提示：左肾下极巨大异常信号肿物，考虑为恶性，嫌色细胞癌？

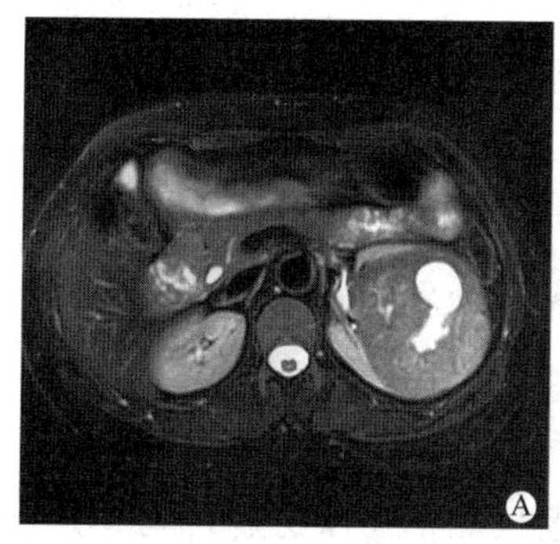
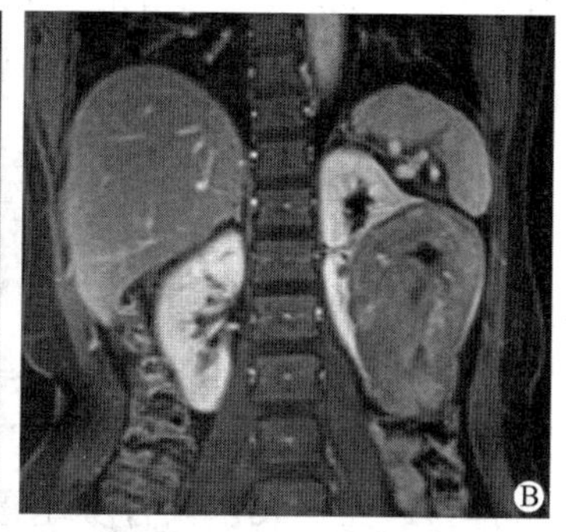

图 7－1 MRI 图像

A：左肾中下部类椭圆形肿物，边界清楚，大部分信号尚均匀，T2WI/FS 呈稍低信号，局灶高信号囊性区；B：增强扫描略欠均匀中度强化，囊性区未见强化。

【诊断】

左肾恶性肿瘤（T2bN0M0）。

【MDT 目的】

明确肿瘤性质及治疗方案。

【MDT 查房】

（1）影像科：患者 MRI 提示左肾下极巨大肿物，其内见液化坏死区，增强扫描肿物强化明显，考虑为恶性肿瘤。

（2）泌尿外科：患者为中年女性，检查发现左肾巨大肿瘤，无腰痛、肉眼血尿等症状，影像学提示恶性可能大，拟行 3D 腹腔镜左肾根治性切除术。

【MDT 执行及随访】

积极术前准备，向患者交待病情及治疗方案后，行 3D 腹腔镜左肾根治性切除术，术后病理：肾细胞癌，形态不除外 MiT 家族易位性肾细胞癌，建议行免疫组化染色辅助诊断。肿瘤最大径 10.5cm，累及肾被膜，未累及肾周脂肪、肾盂及肾窦脂肪组织。未见明确脉管瘤栓及神经侵犯。输尿管切缘未见肿瘤。

【MDT 点评】

MiT 家族易位肾细胞癌于 2016 年被作为一个单独的亚型列入 WHO 肾细胞癌分类，MiT 家族易位性肾细胞癌主要包括 Xp11.2 /TFE3 易位性肾细胞癌和 t(6；11)/TFEB 易位性肾细胞癌。它们分别以 MiT 转录因子 TFE3 和 TFEB 基因重排为特征。大多数肾细胞癌仅靠形态学分析即可诊断，但诊断 MiT 家族易位肾细胞癌还需检测 TFE3 或 TFEB 基因融合蛋白。

MiT 家族易位肾细胞癌发病率较低，好发于儿童和青少年，也可发生于成年人，在儿童肾细胞癌中占 50%，而在成人肾细胞癌中仅占 1% ~4%。Xp11 易位肾细胞癌的发病过程缓慢，但经常发生淋巴结转移，预后与肾透明细胞癌相似，但比乳头状肾细胞癌差。

TFE3 易位性肾细胞癌主要见于儿童和年轻人，甚少见于年长者。肿瘤均有一染色体 Xp11.2 的不同易位，均产生 TFE3 基因融合。TFE3 易位性肾细胞癌主要由成片排列的上皮细胞组成，肿瘤细胞呈腺泡状、巢状、乳头状结构排列。细胞质较丰富，胞质可以呈完全透明状至丰富嗜酸性。细胞核圆形，轻度异型，部分可见小核仁，核分裂罕见。肿瘤内常可见色素及沙砾体。肿瘤细胞间黏附松散，可见玻璃样变结节和钙化小体。TFEB 易位性肾细胞癌除表现出上述肿瘤细胞排列结构和形态外，还显示特征性的双相型组织学形态，由大、小两种上皮细胞构成，大细胞呈巢状、腺泡状、乳头状排列，胞质丰富或透明，主要位于腺泡周边；小细胞胞质稀少，细胞核小而圆。成簇聚集在腺泡中央围绕粉染的透明基质呈“玫瑰花环”样排列。

MiT 家族易位相关性肾细胞癌具有广泛的形态学表现，因此在所有肾细胞癌（尤其是儿童和青少年）中，鉴别诊断尤为重要。①肾透明细胞癌是最常见的肾癌类型，老年人常见，肉眼可见较大的球形肿物，界清，呈多彩样；镜下可见癌细胞呈透明状，多为实性巢状排列；②乳头状肾细胞癌好发于老年男性，往往伴有坏死和（或）囊性变；世界卫生组织（WHO）第五版泌尿生殖系统肿瘤病理分类已经取消了对乳状头肾细胞癌Ⅰ型及Ⅱ型的分类，取而代之是将乳头状细胞癌分为多种亚型；③集合管癌发生于肾髓质，可见于任何年龄，总发病率较低，多数患者首诊时已发生转移，肿物切面灰白色，质硬，可见出血、坏死及囊性变，镜下观察癌细胞呈小管状或乳头状排列；④血管平滑肌脂肪瘤和上皮样血管平滑肌脂肪瘤，二者属于血管周细胞瘤家族的一员，镜下观察见肿瘤由厚壁扭曲的血管、杂乱排列的平滑肌和分化良好的脂肪细胞组成。

贾博林　张　瑾　吴丽媛　周　全　撰稿

宋　刚　邢念增　审校

参考文献

[1] Cimadamore A, Liang C, Scarpelli M, et al. Towards a new WHO classification of renal cell tumor: what the clinician needs to know-a

· 笔记 ·

narrative review[J]. Translational Andrology and Urology, 2021, 10:1506-1520.

[2] Sukov WR, Hodge JC, Lohse CM, et al. TFE3 rearrangements in adult renal cell carcinoma: Clinical and pathologic features with outcome in a large series of consecutively treated patients[J]. Am J Surg Pathol, 2012, 36(1):663-670.

[3] Tretiakova M. What's new in kidney tumor pathology 2022: WHO 5th edition updates[J]. J Pathol Transl Med, 2022, 56(6):383-384.

[4] 吴亚珊,阮立文,李巧新. MiT 家族易位相关性肾细胞癌的研究进展[J]. 中华泌尿外科杂志,2021,42(12):950-953.

·笔记·

病例8　MiT 家族易位性肾细胞癌术后复发

【简要病史】

女，37 岁，主因“右肾癌术后 8 个月，发现肿物复发 4 个月”入院。无腰痛，无肉眼血尿等不适，肿瘤复发后口服培唑帕尼 4 个月，复查提示肿物大小无明显变化，并且用药副作用明显，为行进一步治疗来我院。

【体征】

右腰部可见陈旧性手术瘢痕。

【化验】

Scr：78.8μmol/L。

【辅助检查】

双肾 MRI（图 8－1）：右肾切除术后，术区被肠管填充，右后腹壁斑片、索条影，术区、右侧腰大肌旁可见多发强化结节影，大者约 1.3cm，T1WI/DUAL 等信号，T2WI/FS 等稍高信号，DWI 明显高信号，增强扫描可见较明显强化，考虑转移可能大，请结合临床；右侧后腹壁肌间隙及皮下可见小结节，大者约 0.8cm×0.5cm，增强扫描可见强化，转移不除外，建议随访。

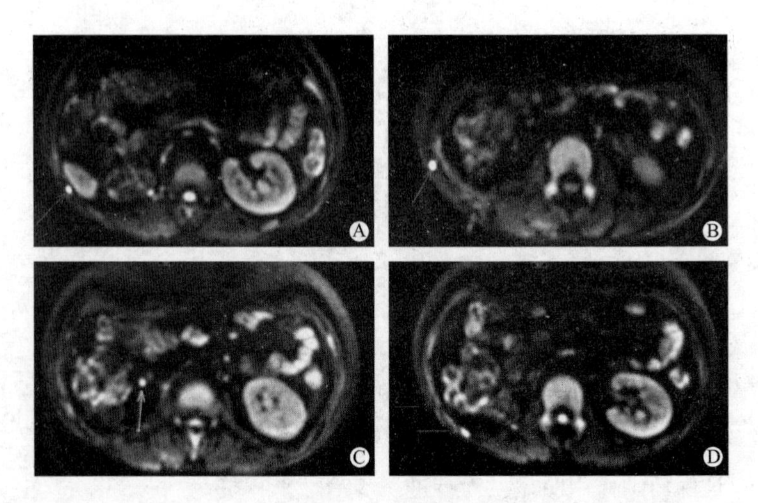

图 8－1　肾脏 MRI

右肾切除术后，术区、右侧腰大肌旁、右侧腹壁可见多发结节，T1WI/DUAL 等信号，T2WI/FS 等稍高信号，DWI 明显高信号。增强扫描可见较明显强化，考虑转移。

PET/CT：右肾术后缺如，下腔静脉右后方结节，伴代谢增高，需警惕肿瘤复发/转移。

第一次手术病理：肾细胞癌，部分排列呈实性片状，部分乳头状。肿瘤细胞胞浆透明或嗜酸。核分级为 3 级。FISH 检测结果：TFE3 基因易位。综上，病变符合 MiT 家族易位性肾细胞癌。

【诊断】

腹膜后肿物（右侧）

右肾癌术后复发

【MDT 目的】

明确肿瘤性质，决定下一步治疗方案。

【MDT 查房】

（1）影像科：患者双肾增强 MR 显示：术区、右侧腰大肌旁可见多发强化结节影，大者约 1.3cm，DWI 明显高信号，增强扫描可见较明显强化，考虑转移可能大，右侧后腹壁肌间隙及皮下可见小结节，大者约 0.8cm × 0.5cm，增强扫描可见强化，转移不除外。PET/CT 显示：下腔静脉右后方软组织结节，大小约 1.3cm × 1.4cm，伴摄取增高，最大 SUV4.9，需警惕肿瘤复发/转移，升结肠旁、右侧腰大肌旁小结节，未见代谢增高，不除外转移。

（2）泌尿外科：患者靶向治疗副作用明显，拟行手术，向患者及家属交待病情及手术风险，包括肿瘤切除不净、肿瘤复发等，如接受相关风险，可行手术治疗。

【MDT 执行及随访】

积极术前准备，向患者交待病情及治疗方案后，行 3D 腹腔镜腹膜后病损切除术、皮下结节切除术。

术后病理：①升结肠旁结节；②（下腔静脉旁肿物）纤维结缔组织中可见小灶癌组织浸润，周围间质纤维化、大量泡沫细胞聚集、炎细胞浸润及多核巨细胞反应，符合术后改变；③（腰大肌旁肿物）纤维结缔组织中可见癌组织浸润，结合形态、病史及免疫组化结果，符合肾细胞癌复发/转移；④（皮下结节）皮肤及皮下组织，伴瘢痕形成及局部多核巨细胞反应，符合术后改变，未见明确肿瘤。免疫组化结果显示：CAIX（-），CD10（3+），CD117（-），CK18（小灶+），CK34βE12（-），CK7（-），EMA（-），Ki-67（+15%），P504S（2+），PAX2（1+），PAX8（2+），TFE3（-），Vimentin（1+）。

【MDT 点评】

由于 MiT 家族易位相关性肾细胞癌具有丰富的形态学表现，因此在对肾细胞癌的诊断中，鉴别诊断相当必要，如透明细胞癌多发于老年患者，镜下可见癌细胞体积大，呈透明状，实性巢状排列；乳头状细胞癌常伴坏死和（或）囊性变，镜下被覆乳头状上皮，并可依据分布特点分为Ⅰ型及Ⅱ型。肾集合管癌起源于肾髓质，总体的发病率较低，镜下可见癌细胞呈小管状或乳头状排列，CK(+)，EMA(+)，CK7(+)，CD10(-)。血管平滑肌脂肪瘤镜下可见厚壁扭曲的血管、杂乱排列的平滑肌和分化良好的脂肪组织。

该患者于外院行肾癌根治术，术后病理为 MiT 家族转位肾细胞癌，定期复查发现肿瘤复发，靶向药物治疗副作用明显，考虑复发局限，遂行手术治疗，综合患者既往史及病理结果，考虑 MiT 家族易位肾细胞癌复发。目前对 MiT 家族易位相关肾细胞癌的分子病理诊断仍处于挖掘阶段，未来以期更深入的研究，以便于提供更精确的分子病理诊断。

贾博林　张　瑾　吴丽媛　周　全　撰稿

宋　刚　邢念增　审校

参考文献

[1] Cimadamore A, Liang C, Scarpelli M, et al. Towards a new WHO classification of renal cell tumor: what the clinician needs to know-a

·笔记·

narrative review[J]. Translational Andrology and Urology, 2021, 10:1506－1520.

[2] Sukov WR, Hodge JC, Lohse CM, et al. TFE3 rearrangements in adult renal cell carcinoma: Clinical and pathologic features with outcome in a large series of consecutively treated patients[J]. Am J Surg Pathol, 2012, 36(1):663－670.

[3] 吴亚珊,阮立文,李巧新. MiT 家族易位相关性肾细胞癌的研究进展[J]. 中华泌尿外科杂志,2021,42(12):950－953.

·笔记·

病例9　乳头状肾细胞癌

【简要病史】

男，51岁，因“检查发现左肾肿瘤3周”入院。无腰痛等不适。

【体征】

无特殊。

【化验】

Scr：82.8μmol/L。

【辅助检查】

双肾MRI（图9-1）：左肾中上部可见类圆形异常信号肿物，大小约4.9cm×4.7cm×4.3cm，边界尚清，T1WI/Dual等稍低信号，T2WI/FS稍低信号为主，其内可见多发点状高信号及片状低信号，DWI呈高信号，增强扫描呈略不均匀轻中度强化，晚期边缘可见包膜样强化，左肾上极肾实质强化延迟。MRU：左侧肾盂受压变形，左肾上肾盂增宽，右侧肾盂、双侧输尿管、膀胱未见明确狭窄、扩张或充盈缺损。MRA：双侧副肾动脉。提示：①左肾肿物，考虑为肾癌；②左侧肾盂受压变形，左肾上肾盂增宽；③双侧副肾动脉。

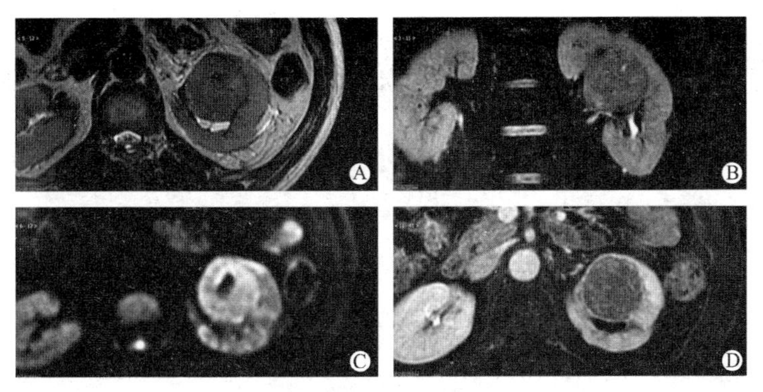

图9－1　MRI图像

A、B：左肾中部肿物，凸向肾窦，边界清楚，信号均匀，与左肾前唇相连，肾盏受压轻度扩张，T2WI及T2WI/FS呈稍低信号；C：DWI呈较高信号；D：增强扫描轻度强化。

【诊断】

左肾恶性肿瘤（T1bN0M0）。

【MDT目的】

明确肿瘤性质，决定手术方式。

【MDT查房】

（1）影像科：患者体检发现左肾肿瘤，MRI检查符合恶性肿瘤。

（2）泌尿外科：患者中年男性，检查发现左肾肿物，MRI提示左肾肿物，考虑为肾癌。左侧肾盂受压变形，考虑肿瘤压迫肾盂，建议行腹腔镜下左肾根治性切除术。向患者及家属交待病情及手术风险。

【MDT执行及随访】

积极术前准备，向患者交待病情及治疗方案后，行3D腹腔镜左肾根治性切除术，术后病理回报：形态符合乳头状肾细胞癌，Ⅱ型，G2（WHO，2016）。肿瘤最大径

4.5cm，可见脉管瘤栓，未累及肾盂黏膜、肾窦脂肪、肾被膜及肾周脂肪。输尿管切缘未见癌。周围肾未见显著病变。分期：pT1b。

【MDT 点评】

乳头状肾细胞癌（pRCC）是第二常见的肾癌病理亚型，国外文献报道其占肾癌的10% ~15%。pRCC 是原发于肾小管上皮的恶性肿瘤，1997 年 Delahunt 根据形态学和免疫组织化学特征将 pRCC 分为两个亚型：Ⅰ型 pRCC 的乳头被单层或双层小细胞所覆盖，胞浆稀薄，细胞核小且呈卵圆形，核仁不明显；Ⅱ型 pRCC 有大量嗜酸性胞浆，核呈假分层或不规则分层，细胞通常有大的球形核，核仁突出。CT 检查乳头状肾细胞癌常表现为轻度强化，强化均匀，且少有囊变、坏死；也有部分乳头状肾细胞癌表现为强化不均匀、肿瘤发生明显囊变及肾周侵犯，不论肿瘤强化是否均匀、有无囊变，其实性部分强化程度均较低，表现为平扫与皮质期 CT 值差别不大，三期强化之间 CT 值差别不大，略有延迟强化，有助于术前诊断。

国内有作者对 pRCC 患者的临床病理资料进行回顾性分析发现Ⅰ型和Ⅱ型 pRCC 患者在年龄、体质指数、手术方式、肿瘤最大径、有无脉管瘤栓、有无淋巴结转移、pT分期和核分级方面存在明显差异，脉管瘤栓是Ⅱ型 pRCC 患者和高 pT 分期患者的独立预后因素。

2022 年推出的 WHO 第五版泌尿生殖系统肿瘤病理分类已经取消了对乳头状肾细胞癌Ⅰ型及Ⅱ型的分类，取而代之是将乳头状细胞癌分为多种亚型，随着更多新兴生物学标志物的出现和相关病例增多，有望对 pRCC 更加准确地分型，进而指导患者精准治疗。

贾博林　张　瑾　吴丽媛　周　全　撰稿
宋　刚　邢念增　审校

参考文献

[1] Akhtar M, Al-Bozom IA, Al Hussain T. Papillary renal cell carcinoma(PRCC):An u pdate [J]. Adv Anat Pathol, 2019, 26(2):124 - 132.

[2] Delahunt B, Eble JN. Papillary renal cell carcinoma: A clinicopathologic and immuno histochemical study of 105 tumors [J]. Mod Pathol, 1997, 10(6):537 - 544.

[3] 博尔术,洪鹏,张宇,等. 乳头状肾细胞癌的临床病理特征和预后分析[J]. 北京大学学报(医学版),2022,54(04):615 - 620.

[4] Tretiakova M. What's new in kidney tumor pathology 2022: WHO 5th edition updates[J]. J Pathol Transl Med, 2022,56(6):383 - 384.

病例 10　嫌色细胞癌

【简要病史】

男，55 岁，因“检查发现右肾肿瘤 10 月余”入院。无腰痛，无血尿症状。既往：1 年前曾行直肠癌手术，术后化疗。

【体征】

下腹部可见陈旧性手术瘢痕。

【化验】

Scr：62.3μmol/L。

【辅助检查】

腹部超声：右肾中上部皮质见高回声结节，约 2.1cm×1.9cm，边界清，类圆形，向皮质外突出生长，内回声欠均匀，未见血流信号。考虑：右肾实性结节。

腹部 CT（图 10－1）：右肾可见类圆形结节，大小约 1.6cm×1.5cm，增强扫描轻度强化，性质待定，建议结合 MRI。（患者自 1 月至同年 8 月检查了 3 次 CT 均无变化，至 2021 年 11 月 CT 检查发现右肾结节增大至 1.9cm×1.9cm）。

双肾 MRI（同年 4 月）（图 10－2）：右肾结节，突出肾皮质外，大小约 1.6cm×1.5cm，T2WI、T2WI/FS 呈低信号，DWI 边缘信号较高，增强不明显，倾向出血囊肿，建议随访。

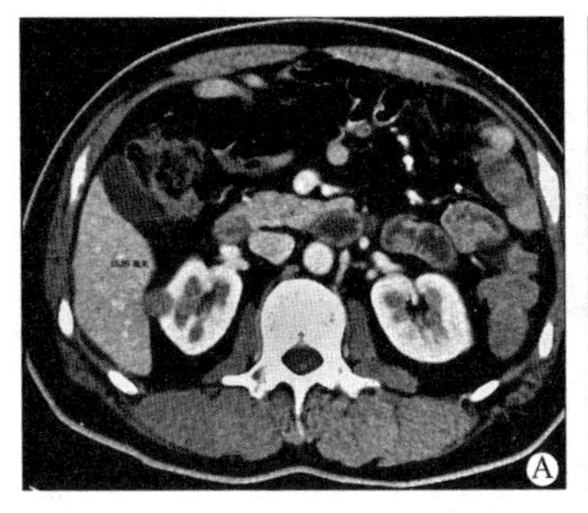

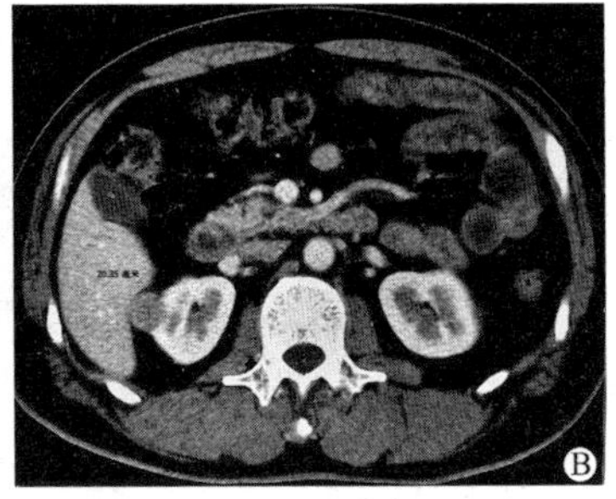

图 10－1　腹部 CT

A：1 月 CT 右肾可见类圆形结节；B：大小约 1.6cm×1.5cm，增强扫描轻度强化，复查至同年 11 月 CT 右肾结节增大至 1.9cm×1.9cm，倾向恶性。

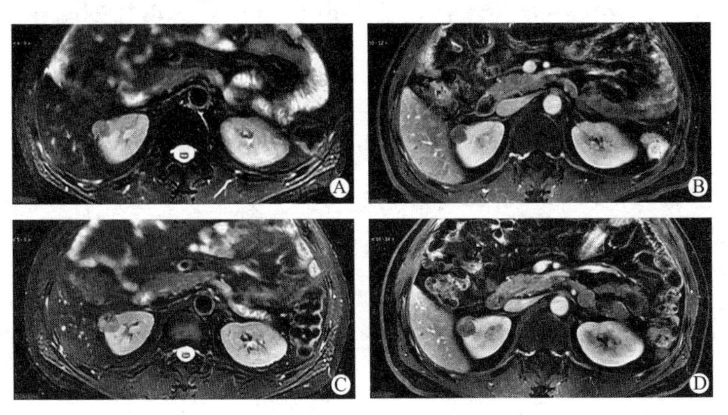

图 10－2　腹部 MRI

A、B：4 月 MRI 右肾可见类圆形结节；C、D：T2WI/FS 稍低信号，增强扫描轻度强化。

双肾 MRI（同年 11 月）：右肾结节，突出于肾皮质外，较前增大，大小约 2.0cm×1.9cm×1.8cm，边界清晰，T1W1 呈低信号，内见结节状高信号，T2WI、T2WI/FS 呈低信号，DWI 边缘信号较高，增强扫描呈渐进性轻度强化，需警惕肾癌伴出血的可能，请结合临床。

【诊断】

右肾恶性肿瘤（T1aN0M0）

直肠癌术后

肝多发囊肿

【MDT 目的】

明确肿瘤性质，决定治疗方式。

【MDT 查房】

（1）影像科：患者直肠癌术后复查发现右肾结节，约1.6cm×1.5cm，增强扫描轻度强化，定期复查7个月，结节较前增大，直肠癌转移瘤一般影像特点多呈环形强化，且肾脏转移罕见，因此首先需警惕肾癌伴出血可能。

（2）泌尿外科：患者中年男性，直肠癌术后1年余，检查发现右肾肿物，定期复查10个月，肿物较前增大，需警惕恶性可能，直肠癌常见转移部位为肝脏、肺、肾上腺等，肾脏转移罕见，因此考虑肾原发癌。考虑患者直肠癌术后恢复良好，拟行3D腹腔镜肾部分切除术，待术后病理结果明确诊断。

【MDT 执行及随访】

积极术前准备，向患者交待病情及治疗方案后，行3D腹腔镜右肾部分切除术，肿物剖面呈灰黄色，术中见肾动脉上方一肿大淋巴结，一并切除送病理。术后病理：（右肾肿瘤及部分肾组织）肾嗜酸细胞性肿瘤，形态结合特殊染色及免疫组化结果，符合嫌色性肾细胞癌，嗜酸细胞亚型。肿瘤最大径2.1cm，累及肾被膜，未累及肾周脂肪，未见明确脉管瘤栓及神经侵犯。肾切缘未见癌。肾门旁淋巴结，送检组织为节细胞神经瘤，大小2.5cm×1.0 cm×0.5cm。

【MDT 点评】

嫌色细胞癌为少血供或中等血供肾脏肿瘤，皮髓交界期多数肿瘤表现为轻中度强化，强化程度多较肾髓质略低或呈等信号，少数肿瘤信号略高于肾髓质，但明显低于肾皮质。实质期多数肿瘤强化较皮髓交界期强化明显，少数肿瘤强化与之相仿或略低于皮髓交界期。大多数嫌色细胞癌强化均匀，极少数肿瘤可出现坏死、出血，但出血坏死区范围很小。动态增强，有助于显示淋巴结转移和肾静脉瘤栓，但嫌色细胞癌很少侵犯肾静脉，淋巴结转移很少见。MRI 动态增强扫描对于肾细胞癌的鉴别诊断很有价值。透明细胞癌动态增强，皮髓交界期显著强化，与肾皮质强化类似，强化程度明显高于嫌色细胞癌，实质期强化显著消退，且透明细胞癌出血、坏死和囊变显著，强化不均匀。乳头状肾细胞癌皮髓交界期和实质期强化轻微，强化程度明显低于嫌色细胞癌，且分化不良乳头状肾细胞癌出血坏死明显，强化不均匀。

嫌色细胞癌是来源于集合管上皮细胞的恶性肿瘤。病理学特征：肿瘤细胞多呈实性巢索状排列，部分有灶状的管状、小梁状、微囊型排列；肿瘤细胞呈大圆形或多边形，细胞膜较厚，细胞界限清楚；胞质透明，略呈网状；细胞核不规则，有皱褶，核仁小，有时可见双核，有透明的核周空晕；可与嗜酸细胞混合存在：胞浆嗜酸性、细颗粒状，细胞较小，排列在癌巢中央，嫌色细胞在周边。

肾嫌色细胞癌属于低度恶性肿瘤，具有一定的影像学及病理学特征。术前肿瘤分期多为早期，远处转移少、术后复发少、预后效果好。CT 及 MRI 术前检查是发现、诊断病变的可靠方法，术后病理可明确与其他类型肾脏肿瘤相鉴别。该患者初诊肾脏占位 MRI 示：T2WI、T2WI/FS 呈低信号，DWI 边缘信号较高，增强不明显，随访肾脏占位较前增大，不除外恶性，遂行手术治疗，术后病理提示为：嫌色性肾细胞癌，嗜酸细胞亚型。长期随访未见肾癌复发及转移。

贾博林　张　瑾　吴丽媛　周　全　撰稿

宋　刚　邢念增　审校

参考文献

周建军，丁建国，曾蒙苏，等．乳头状肾细胞癌：评价 MR 诊断价值[J]. 临床放射学杂志，2009，28：74－77.

病例11　透明细胞癌误诊为嗜酸细胞腺瘤

【简要病史】

女，49岁，主因“检查发现右肾肿瘤1个月”入院。无腰痛，无肉眼血尿等不适。

【体征】

一般情况好。

【化验】

Scr：64.9μmol/L。

【辅助检查】

双肾MRI（图11-1）：右肾中部可见肿物影凸出于肾轮廓外，边界尚清，大者大小约2.6cm×1.9cm，T1WI呈稍低信号，T2WI/FS呈稍高信号，内见散在稍低信号，DWI呈稍高信号，增强后呈渐进性强化，中心瘢痕区延迟强化。双肾另见多发结节影，部分凸出于肾轮廓外，界清，大者大小约4cm×2.7cm，T1WI呈低信号，T2WI/FS呈高信号，DWI呈高信号，增强后无强化。提示：①右肾中部肿物，嗜酸性细胞腺瘤、肾细胞癌待鉴别；②双肾多发囊肿，请随访。

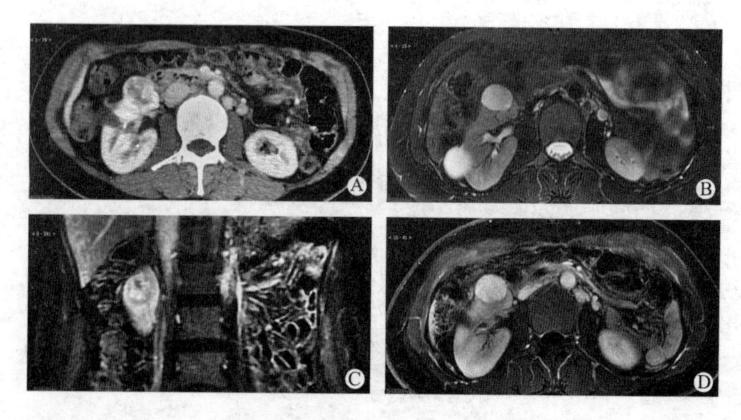

图 11－1 双肾 CT 及 MRI 图像

A：右肾中部前唇可见一椭圆形结节，局部凸向轮廓外，边界清楚，CT 增强扫描较明显不均匀强化；B：MRI 示 T1WI 呈稍低信号，T2WI/FS 呈高信号；C：DWI 呈低信号，增强后早期明显不均匀；D：呈渐进性强化，延迟期明显尚均匀强化。

【诊断】

右肾肿瘤（T1aN0M0）

双肾多发囊肿

【MDT 目的】

明确肿瘤性质，决定手术方式。

【MDT 查房】

（1）影像科：患者右肾中部肿物增强扫描呈渐进性强化，中心瘢痕区延迟强化，嗜酸细胞腺瘤、肾细胞癌待鉴别。

（2）泌尿外科：患者检查发现右肾占位，影像检查无法明确定性，考虑患者肿物较小，且外突明显，建议行腹腔镜下右肾部分切除术。

·笔记·

【MDT 执行及随访】

积极术前准备，向患者交待病情及治疗方案后，行 3D 腹腔镜右肾部分切除术，术后病理：肾透明细胞性肾细胞癌，G1（WHO，2016）。肿瘤最大径 2.1cm，未累及肾被膜、肾周脂肪及肾窦脂肪。未见明确脉管瘤栓及神经侵犯。周围肾组织及肾基底切缘未见显著病变。右肾囊肿壁：纤维囊壁组织，符合单纯性囊肿。

【MDT 点评】

肾癌是一种发生于肾脏实质细胞的恶性肿瘤，目前的研究认为肾癌是肾细胞癌来源于肾脏小管上皮细胞的一种恶性肿瘤，双侧肾脏发病无明显差异，两侧肾脏同时发病较为少见。在临床上一般将病灶直径小于 4cm 的肾癌称为小肾癌，目前手术是治疗小肾癌的标准手段。因为其肿瘤体积较小且不典型，在影像学检查中表现不常见，所以很难鉴别病灶的良性与恶性，这也提高了小肾癌的诊断难度。

肾嗜酸细胞腺瘤（RO）是一种罕见的肾脏良性肿瘤。该病在所有肾脏肿瘤中占比为 3% ~5%，发病于各个年龄段，高峰期位于 50 ~70 岁，男性发病率为女性的 2 ~3 倍。肿瘤多呈一侧单发，一侧多发或双侧同发的情况相对较少。

在影像检查中，RO 多无特殊表现，与透明细胞癌相比，两者都可有假包膜的存在，并且均为富血供肿瘤，表现为皮质期明显强化，但透明细胞癌多呈“快进快出”式强化，而 RO 多呈“快进慢出”式强化。早期曾将中央星状瘢痕认为是肾嗜酸细胞瘤的特征性表现，后来发现嫌色细胞癌和少部分透明细胞癌也可有此特征。瘢痕可以是中心性的也可以是偏心性。一般认为瘢痕的形成是因为肿瘤生长缓慢并长期缺血所致，故瘤体越大越容易产生瘢痕。

此例患者术前影像学检查肿瘤特点呈“快进慢出”式强化，且可见中央瘢痕，遂考虑肾嗜酸细胞腺瘤或肾细胞癌待鉴别，但最终病理结果证实为肾透明细胞癌。定期随访2年无复发。

贾博林　张　瑾　吴丽媛　周　全　撰稿

宋　刚　邢念增　审校

参考文献

[1] 王少清,赖玮婧,匡祀海,等．健康体检人群中慢性肾脏病的流行病学调查[J]. 保健医学研究与实践,2016,13(3):12 - 15.

[2] 姜林,张旭辉．多层螺旋 CT 动态增强扫描对囊性小肾癌与复杂性肾囊肿的鉴别诊断价值[J]. 齐鲁医学杂志,2016,30(6):633 - 635.

[3] Haifler M, Copel L, Sandbank J, et al. Renal oncocytoma—are there sufficient grounds to consider surveillance following prenephrectomy histologic diagnosis[J]. Urol Oncol, 2012,30(4):362 - 368.

[4] 王冬彪,陈忠,王涛,等．肾嗜酸细胞腺瘤的诊疗分析并文献复习[J]. 现代泌尿生殖肿瘤杂志, 2014,6(6):362 - 363,367.

[5] Benatiya MA, Rais G, Tahri M, et al. Renal oncocytoma: experience of Clinical Urology A, Urology Department, CHU Ibn Sina, Rabat, Morocco and literature review[J]. Pan Afr Med J,2012, 12:84.

[6] Ahmad S, Manecksha R, Hayes BD, et al. Case report of a symptomatic giant renal oncocytoma[J]. Int J Surg Case Rep. 2011,2(6):83－85.
[7] 韩金花,丁霞,赵霞,等. 肾透明细胞癌与肾嗜酸细胞腺瘤的CT鉴别诊断[J]. 医学影像学杂志,2022,32(01):107－110.
[8] 毕文杰,MANAVENDRA UPADHYAYA,刘玉,等. 肾嗜酸细胞瘤的影像学诊断[J]. 放射学实践,2008,23(3):293－296.

病例 12　肾癌伴静脉瘤栓

【简要病史】

男，63 岁，主因“间断无痛肉眼血尿 2 月余”入院。CT 提示左肾肿物，大小约 5cm，考虑恶性可能性大。

【体征】

无特殊。

【化验】

无特殊。

【辅助检查】

双肾 MRI（图 12－1）：①左肾弥漫生长肿物，考虑恶性，伴左肾静脉瘤栓形成；②左侧肾门区淋巴结，需警惕转移；左侧肾门区片絮影，请结合临床；③肝右叶高血供小结节，倾向良性；④肝多发囊肿，双肾囊肿。

【诊断】

左肾恶性肿瘤（T3aNxM0）

肾静脉瘤栓（Mayo Ⅰ级）

双肾囊肿

肝囊肿

【MDT 目的】

明确肿瘤性质，决定手术方式。

【MDT 查房】

（1）影像科：患者左肾可见弥漫生长肿物，侵犯肾窦，增强扫描呈中度不均匀强化，且肾静脉可见充盈缺损，综合影像学特征及患者临床表现，考虑肾恶性肿瘤伴肾静脉瘤栓。肾门区淋巴结稍大，需警惕转移可能。

（2）泌尿外科：患者因间断全程无痛肉眼血尿入院，核磁提示左肾弥漫生长肿物，伴左肾静脉瘤栓。左肾门淋巴结需警惕转移。建议手术治疗。

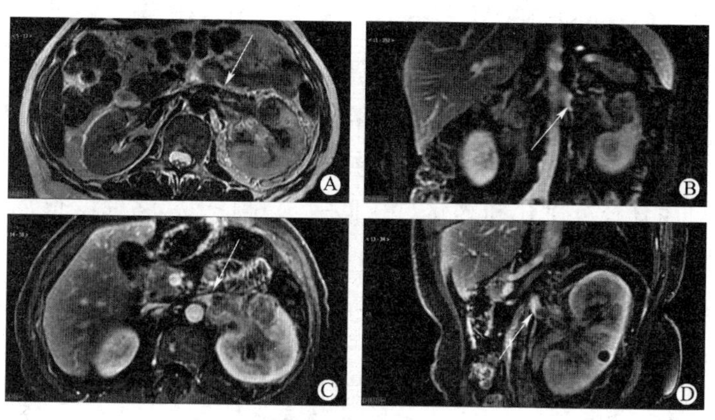

图 12－1　双肾 MRI

A：左肾弥漫浸润生长肿物，形态不规则，侵犯肾实质及肾窦，T1WI 稍低信号，T2WI 不均匀中高信号；B、C、D：DWI 不均匀中高信号，增强扫描轻中度不均匀强化；箭头：左肾静脉可见瘤栓形成。

【MDT 执行及随访】

充分术前准备，在全麻下行腹腔镜下左肾根治性切除术。术后病理：肾细胞癌，肿瘤细胞显著退变，伴较多淋巴细胞浸润，结合免疫组化染色结果，符合肾透明细胞性肾细胞癌，G3（WHO2016），局部伴横纹肌样分化（约 10%），肿瘤呈多灶散在分布，最大径 7cm，肾门处可见静脉瘤栓，未见明确神经侵犯；肿瘤累及肾被膜及肾窦脂肪。淋巴结未见转移性癌（0/1）pTNM：pT3aN0。免疫组化结果显示：CD10(2+)，CD117(-)，CK18(3+)，CK34βE12(-)，CK7(-)，Ki-67(+20%)，P504S(3+)，PAX2(-)，PAX8(2+)，Vimentin(3+)，CK20(-)，P53(+,5%弱阳)，Melan-A(-)，HMB-45(-)，EMA(3+)，AE1/AE3(1+)，TFE3(-)。

【MDT点评】

肾癌病理特征：肿瘤通常呈圆形或卵圆形，呈推挤形、扩张状，与肾皮质境界清，有时有假包膜。切面通常呈金黄色，常伴出血，故呈杂色、红黄色“多彩状”，可能存在纤维化和钙化。在低级别肿瘤中，囊性变很常见。高级别透明细胞肾细胞癌可能有白色、质韧区域，经常有坏死，通常延伸到肾静脉和肾周和肾窦脂肪。典型组织学表现是巢状、管状或腺泡状生长方式，由具有透明细胞质的细胞组成；形态多样，包括囊肿、出血或退行性瘢痕样成分。肿瘤细胞较大，多边形或柱状，胞浆丰富，通常透亮，胞界较清。

肾癌伴静脉瘤栓目前最常用的分级系统是美国梅奥医学中心（Mayo Clinic）的五级分类法。0级：瘤栓局限在肾静脉内；Ⅰ级：瘤栓侵入下腔静脉，瘤栓顶端距肾静脉开口处≤2cm；Ⅱ级：瘤栓侵入肝静脉水平以下的下腔静脉，瘤栓顶端距肾静脉开口处>2cm；Ⅲ级：瘤栓生长达肝内下腔静脉水平，膈肌以下；Ⅳ级：瘤栓侵入膈肌以上的下腔静脉。

积极手术切除作为治疗肾癌伴静脉瘤栓患者的标准策略已被广泛接受。伴有静脉瘤栓的肾癌患者接受手术切除肾脏和瘤栓能够取得生存获益。局部进展期肾癌术后辅助治疗尚无标准方案，由于肾癌对放、化疗不敏感，不推荐对术后瘤床进行常规放、化疗。

目前对于进展期肾癌术后靶向治疗开展的研究未显示出有统计学意义，随着免疫检查点受体为靶标的肿瘤免疫治疗的兴起，多项针对局部进展期肾癌术后免疫维持治疗的临床试验尚在进一步研究中。

贾博林　张　瑾　吴丽媛　周　全　撰稿

宋　刚　邢念增　审校

参考文献

Blute ML, Leibovich BC, Lohse CM, et. al. The Mayo Clinic experience with surgical management, complications and outcome for patients with renal cell carcinoma and venous tumour thrombus[J]. BJU Int, 2004,94(1):33-41.

病例 13　肾癌伴下腔静脉瘤栓、对侧肾上腺转移

【简要病史】

男，60 岁，主因“血尿、检查发现右肾肿物 10 余天”入院。病程中无腰痛、腹痛，无尿频、尿急、尿痛等不适。腹部增强 CT 提示右肾肿物，直径约 10cm，考虑肾肿瘤。

【体征】

无阳性体征，腹部未触及肿块。

【化验】

血常规、肝功能等生化检查未见明显异常。

【辅助检查】

肾脏 MRI（图 13－1）：右肾饱满，可见异常信号肿物影，浸润状侵犯近右侧全肾，大小约 10. 4cm × 7. 8cm × 10. 3cm。T1WI 以等/稍低信号为主、内见斑片状稍高信号，反相位未见明显信号减低。T2WI/FS 呈稍高/低混杂信号。DWI 呈不均匀稍高信号，增强扫描皮髓质期不均匀较明显强化、实质期强化减低。病变累及右侧肾盂及肾窦，包绕右肾动脉致其变细，侵犯右肾静脉达下腔静脉汇合处，下腔静脉内可见小条状充盈缺损，周围肾周间隙可见多发 T2WI/FS 高信号渗出索条影。双肾另见多发囊性信号灶，大者约 2. 8cm，部分内见少许 T1WI 高信号影增强扫描未见明显强化。左侧肾上腺可见异常信号肿物影，最大截面约

· 笔记 ·

5.7cm×3.8cm，T1WI 呈稍高/等低混杂信号，T2WI/FS 呈高低混杂信号，DWI 呈不均匀高信号，增强扫描早期不均匀较明显强化、延迟后强化减低。胆囊底壁局限性增厚，局部见囊性信号灶。扫描范围内肝脏、胰腺、脾脏、右肾上腺未见明确异常。腹腔、腹膜后未见明确肿大淋巴结。余腹腔未见积液。

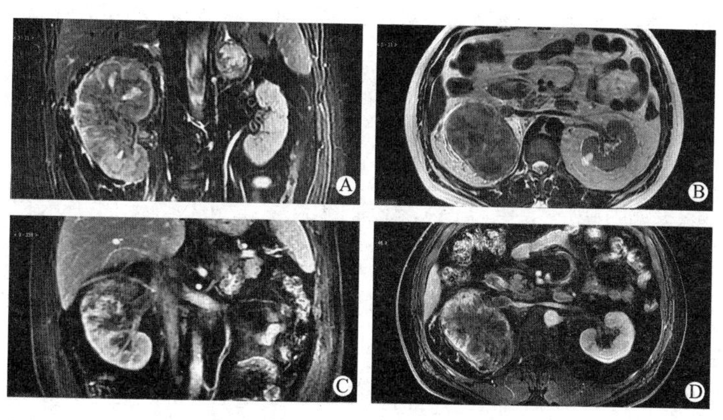

图 13－1　MRI 图像

A、B：双肾 MRI 示右肾体积增大，肿物弥漫浸润生长，形态不规则，侵犯肾实质及肾窦，T1WI 稍低信号，T2WI 及 T2WI/FS 不均匀中高信号；C、D：DWI 不均匀中高信号，增强扫描轻中度不均匀强化，左肾静脉可见瘤栓形成。

【诊断】

右肾恶性肿瘤（T3aN0M1）

下腔静脉瘤栓（Mayo Ⅰ级）

左侧肾上腺转移

【MDT 目的】

患者右肾肿瘤伴下腔静脉瘤栓及左侧肾上腺转移，需要明确肾上腺肿瘤性质及下腔静脉瘤栓范围。

【MDT 查房】

(1) 影像科：双肾 MRI 示右肾体积增大，肿物弥漫浸润生长，形态不规则，侵犯肾实质及肾窦，左肾静脉可见瘤栓形成。

(2) 病理科：肿瘤通常单发、局限、有包膜。肿瘤切面灰黄到灰红，易碎。肿瘤结构通常以乳头状结构为主，可见管状结构，偶见囊性或实性。乳头表面被覆单层或假复层肿瘤细胞，乳头轴心可见泡沫细胞和砂砾体沉积，常伴出血和坏死。

(3) 泌尿外科：患者考虑右肾癌合并下腔静脉瘤栓，可以采用靶向 + 免疫治疗新辅助治疗，缩小瘤栓后手术以降低风险。但本患者瘤栓为 Mayo 1 级，也可直接手术切除。此患者肿瘤和瘤栓在右侧，同时还存在左侧肾上腺转移，采取经腹入路，一次手术切除双侧病灶，减少手术创伤。由于右侧肿瘤位于右肾上极，因此右侧肾上腺也需切除。术中注意仔细操作，监测血压，术后注意患者一般情况，及早发现和处理肾上腺功能不全甚至肾上腺危象。

【MDT 执行及随访】

积极术前准备，向患者交待病情及治疗方案后，行 3D 腹腔镜右肾根治性切除术 + 下腔静脉瘤栓取出术 + 左侧肾上腺病损切除术。

术后病理：①结合免疫组化结果，符合乳头状肾细胞癌（Ⅱ型），G3 – G4（WHO，2016），伴出血、坏死。肿瘤弥漫浸润性生长，可见大量脉管瘤栓及神经侵犯。肿瘤累及肾被膜、肾周脂肪、肾窦脂肪、肾盂黏膜及右侧肾上腺组织。肾静脉及下腔静脉内可见瘤栓。周围肾组织可见单纯性囊肿。血管切缘、输尿管切缘未见癌。②左侧肾上腺肿物：符合乳头状肾细胞癌（I 型）转移，伴大量坏死，肿瘤累及肾上腺周围脂肪组织，可见脉管瘤栓。淋巴结未见转移癌（0/1）。③（腹主动脉旁淋巴结）0/1：免疫组化结果显示：Vimentin(3+)，PAX2(个别+)，PAX8(1+)，CK18(2+)，CD10(2+)，CA IX(-)，CD117(-)，CK34βE12(-)，CK7(-)，EMA(局部2+)，P504S(3+)，TFE3(-)，Oct3/4(-)，Ki-67(15%)。pTNM 分期：pT4N0M1。

随访 1 个月，持续口服索拉非尼，复查腹部 CT 发现肝脏转移，2 个月后患者死亡。

【MDT 点评】

WHO 2022 分类取消了 1/2 型乳头状肾细胞癌（pRCC）亚分类，因为认识到了常见的混合肿瘤表型以及在 2 型 pRCC 类别中存在具有不同分子背景的实体。乳头状肾细胞癌（pRCC）是第二常见的肾细胞癌（RCC）类型。在对比剂增强的计算机断层扫描中，在对比剂增强成像的所有阶段，pRCC 比 cRCC 增强的少。pRCC 和 cRCC 之间增强程度的差异是由于它们肿瘤内血管分布的差异。与非乳头状肾细胞癌亚型相比，pRCC 肿瘤通常表现为均匀的实性肿块，血管相对较少。病变外观可以变化很大，从小且界限分明到大且有侵袭性。多达 25% 的乳头状肿瘤可见囊性变，可能代表真正的囊性成分或坏死。与其他亚型相比，钙化在 pRCC 中更常见。肾细胞癌（RCC）的肾上腺转移相对罕见，对侧肾上腺转移不常见，一些孤立性转移的患者可能受益于手术治疗。肾癌侵及肾上腺的可能途径有：①肾癌病变的直接侵及蔓延；②通过位于肾及肾上腺交界处肾周筋膜血管丛的局部血管播散；③微小瘤栓从肾上腺静脉的逆行播散；④腹膜后淋巴结已有转移癌通过淋巴结与静脉之间的交通支播散至肾上腺；⑤微小瘤栓经动脉血流的血行转移。这一罕见转移的可能途径为肿瘤细胞血行经肺播散至对侧肾上腺生长。除极少数肾上腺转移癌会引起肾上腺皮质功能不全外，大多数并不会出现明显症状，尽早发现肾癌肾上腺转移目前仍然依赖 B 超、CT、MRI 等影像学检查。因此在有上述原发性恶性肿瘤的患者中又发现肾上腺肿块应首先考虑肾上腺转移。

然而，RCC 对侧肾上腺转移的最佳诊断和治疗尚未明确定义。自首次描述以来，腹腔镜肾上腺切除术已成为大多数肾上腺疾病手术治疗的金标准。目前肾癌肾上腺转移者多主张积极手术治疗，但应尽量保存一侧肾上腺防止肾上腺功能衰竭。肾上腺切除微创方法的益处，如减少住院时间、缩短恢复时间和提高患者满意度，已被广泛接受。

RCC 引起的肾上腺皮质转移是一种极其罕见的临床并发症，可在根治性肾切除术/部分肾切除术后很晚发生。影像学检查方法的使用增加，可以更有效、更早地发现这些病变。在这些病例中，积极手术仍然是首选的治疗方法。腹腔镜肾上腺切除术仍然是一种良好、安全的选择，发病率最低，住院时间短。

司占南　李亚健　张　瑾　吴丽媛　周　全　撰文

宋　刚　邢念增　审校

参考文献

[1] Vikram R, Ng CS, Tamboli P, Tannir NM, et al. Papillary renal cell carcinoma: radiologic-pathologic correlation and spectrum of disease[J]. Radiographics, 2009, 29(3): 741-754.

[2] Mendhiratta N, Muraki P, Sisk AE Jr, et al. Papillary renal cell carcinoma: Review[J]. Urol Oncol, 2021, 39(6): 327-337.

[3] Lau WK, Zincke H, Lohse CM, et al. Contralateral adrenal metastasis of renal cell carcinoma: treatment, outcome and a review[J]. BJU Int, 2003, 91(9): 775-779.

[4] Moudouni SM, En-nia I, Manunta A, et al. Factors influencing adrenal metastasis in renal cell carcinoma[J]. Int Urol Nephrol, 2003, 35(2): 141-147.

[5] Dieckmann KP, Wullbrand A, Krolzig G. Contralateral adrenal metastasis in renal cell cancer[J]. Scand J Urol Nephrol, 1996, 30(2): 139-143.

[6] Nerli RB, Patil SM, Pathade A, et al. Metastases of Renal Cell Carcinoma to the Contralateral Adrenal Gland Managed by Laparoscopic Adrenalectomy[J]. Indian J Surg Oncol, 2017, 8(3): 326-330.

病例14　肾部分切除术后复发伴多发转移瘤

【简要病史】

男，65岁，主因“右肾癌肾部分切除术后1年半，发现复发转移3月”入院。无腰痛、腹痛，无肉眼血尿等不适。术后病理提示：右肾透明细胞癌，Ⅱ级。3月前复查胸部CT提示：双肺多发小结节，考虑转移癌。复查腹部CT提示：右肾肿物，考虑复发；腹壁结节，考虑转移瘤。术前给予阿昔替尼+信迪利单抗治疗3个月。

【体征】

无阳性体征。

【化验】

血常规、肝肾功能等生化检查未见明显异常。

【辅助检查】

胸腹部增强CT（图14-1）：①右肾术后，局部肾脏形态欠规则伴多发高密度影；术区周及邻近腹壁皮下多发软组织结节及索条影，与右肾、后腹壁分界不清，增强扫描可见不均匀强化，最大约4.2cm×3.2cm，考虑肿瘤复发或转移；②右侧腹膜不均匀增厚，局部形成类结节，大者约1.0cm×0.7cm，警惕转移，建议随访；③右肾门、腹主动脉旁、右侧肠系膜区淋巴结，大者短径约0.6cm，同前相仿，建议随访。盆腔及双侧腹股沟未见明显肿大淋巴结；

④双肺及胸膜面多发结节，部分融合，大者约 1.9cm × 1.5cm，同前相仿，考虑转移。

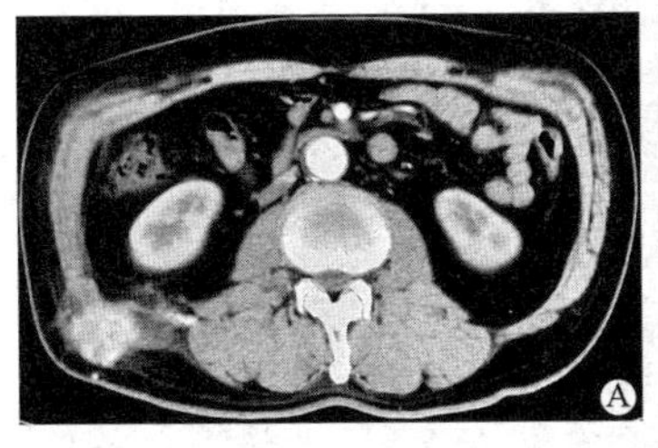
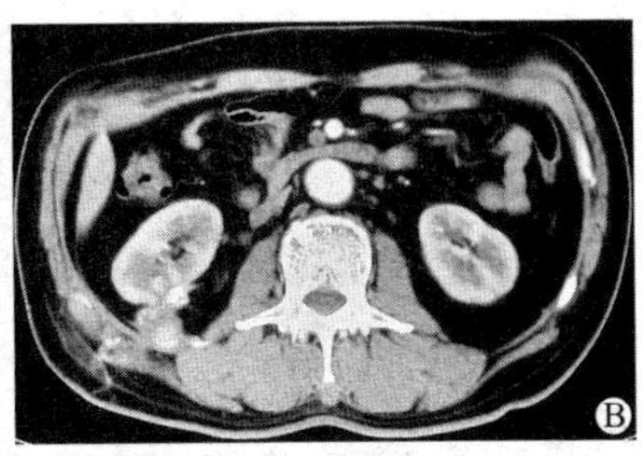

图 14－1　CT 图像

右肾部分术后，局部肾脏形态欠规则，术区及后腹壁可见软组织结节，增强扫描呈较明显不均匀强化，考虑肿瘤复发/转移。

肾脏增强 MRI（图 14－2）：右肾术后，局部肾脏形态欠规则，术区右肾实质内、肾周及右侧腰部肌间隙见多发软组织结节，T1WI 呈等信号，T2WI/FS 呈高信号，DWI 呈高信号，呈明显欠均匀强化，最大者大小约 3.6cm ×2.4cm，周围脂肪间隙模糊，见多发絮状影，周围肌群 T2WI/FS 局部信号斑片样增高，肌间隙少量积液。右侧腹膜不均匀增厚。双肾内见结节状长 T1WI、长 T2WI 信号影，增强未见强化，大者直径约 0.6cm。

PET/CT：①右肾术后，术区周及邻近腹壁皮下多发软组织结节及索条影同前大致相仿，伴代谢增高，考虑肿瘤复发、转移。右侧腹膜不均匀增厚，局部形成类结节，伴代谢增高，考虑转移可能性大，部分较前缩小，部分较前饱满，请结合临床；②右肾门、腹主动脉旁、右侧肠系膜区淋巴结，同前大致相仿，未见代谢增高，建议密切随诊；③双肺及胸膜面多发结节，部分伴轻度代谢增高，考虑转移。双肺尖胸膜增厚，未见代谢增高，建议随诊。

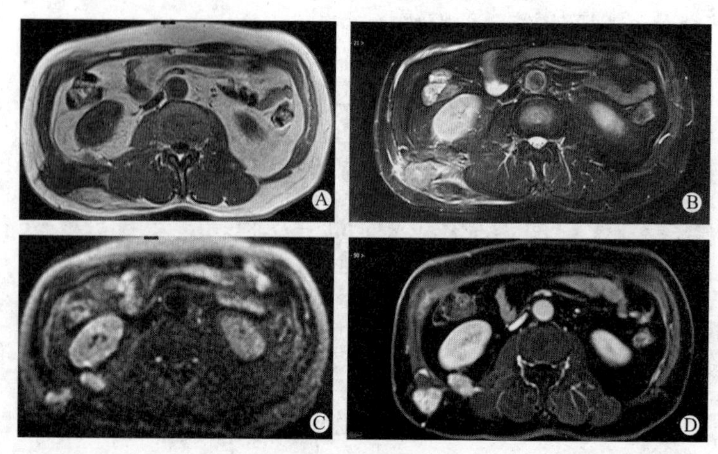

图 14-2 MRI 图像

A：右肾部分术后，局部肾脏形态欠规则，术区及后腹壁可见软组织结节，T1WI 呈等信号；B：T2WI/FS 呈较高信号；C：DWI 呈较高信号；D：增强扫描呈较明显强化，考虑肿瘤复发/转移。

【诊断】

右肾恶性肿瘤术后复发（T3aNxM1）

肺继发恶性肿瘤

腹壁继发恶性肿瘤

恶性肿瘤靶免联合治疗

【MDT 目的】

患者病情复杂，手术难度较大，共同讨论制定下一步治疗方案。

【MDT 查房】

（1）影像科：右肾部分术后，CT 提示局部肾脏形态欠规则，术区及后腹壁可见软组织结节，增强扫描呈较明显

·笔记·

不均匀强化，考虑肿瘤复发/转移。MRI 提示术区及后腹壁可见软组织结节，T1WI 呈等信号、T2WI/FS 呈较高信号、DWI 呈较高信号，增强扫描呈较明显强化，考虑肿瘤复发/转移。

（2）病理科：肾透明细胞癌病理特征：肿瘤常位于肾皮质，切面呈多彩状（富含脂质、出血、坏死），肿瘤界限尚清，周围有假包膜。实性区由透明细胞（胞浆富含糖原）组成，混杂嗜酸性细胞。囊管状、乳头状区由靴钉样细胞（糖原丢失形成）组成，细胞膜较清晰，细胞核异型性明显（至少局部区域），可见大小不等的核仁，细胞核分裂象通常多见，约 60% 可见胞外致密嗜酸性小球和透明小体，10% 可见砂砾体，少数可合并浆液性癌或子宫内膜样癌。

（3）泌尿外科：患者肾脏肿瘤伴多发转移可能性大，手术性质为减瘤、活检手术，非根治性手术。向患者及家属详细交代病情和围手术期风险，并依据术后病理结果更换免疫靶向治疗方案，充分术前准备，择期手术治疗。

【MDT 执行及随访】

积极术前准备，向患者交待病情及治疗方案后，行 3D 腹腔镜根治性右肾切除 + 输尿管结扎术 + 腹膜后转移瘤及腹壁转移瘤切除术。

术后病理：①（右肾及肿瘤）肾透明细胞癌，G3（WHO2016），肿瘤最大径 3.4cm；肿瘤细胞可见退变，部分呈梭形，间质见多量炎细胞及泡沫细胞浸润，伴纤维组织增生及灶状坏死，符合中度治疗后改变；未见明确脉管瘤栓及神经侵犯。肿瘤侵及肾周脂肪及肾窦脂肪，累及肾盂，与周围横纹肌组织纤维粘连；输尿管切缘未见癌；周围肾未见病变；②（右腹壁肿物）结合病史及形态符合肾透明细胞癌转移；③（腹膜后肿物）纤维结缔组织可见坏死，伴大量泡沫细胞及炎细胞聚集，小灶细胞有异型，不除外肿瘤累及。rypTNM：rypT3aM1 随访 1 年半，患者一般情况可，疾病无进展。

【MDT 点评】

晚期/转移性肾细胞癌的治疗：肿瘤已突破 Gerota 筋膜，出现区域淋巴结转移或远处转移，即临床分期为Ⅳ期患者，称之为晚期/转移性肾细胞癌（mRCC）。此期肾细胞癌以全身药物治疗为主，辅以原发灶或转移灶的姑息手术或放疗。mRCC 的治疗需全面考虑原发灶及转移灶的情况、肿瘤危险因素评分及患者的体能状况评分，选择恰当的综合治疗方案。

肾切除术在转移性疾病中的重要性已经在历史系列中得到了证明，其中包括两个在细胞因子时代进行的证明总生存期优势的随机试验。在西南肿瘤组的试验中，246 名接受了干扰素 -α 治疗的组织学肾癌患者加上肾脏转移瘤切除术与对照组相比，总生存期从 8 个月提高到 11 个月。同样欧洲癌症研究和治疗组织（EORTC）报告的一项较小的欧洲研究中，将 83 名 mRCC 患者分成两组，一组行肾脏转移瘤切除术和干扰素联合，而另一组单独使用干扰素。在这项研究中，总生存期从 7 个月增加到 17 个月，增加了一倍以上。

国内外研究表明，分子靶向药物能显著提高转移性肾细胞癌患者的客观反应率，延长无进展生存率和总生存期。2006 年起 NCCN、EAU 等将分子靶向治疗药物（索拉非尼、舒尼替尼、贝伐珠单抗、培唑帕尼、依维莫司、阿昔替尼等）作为转移性肾细胞癌的一、二线治疗用药。而自2015年起，大量的临床研究证实了免疫检查点抑制剂的单药治疗或联合治疗，可使转移性肾细胞癌患者获得明显的生存获益，并因此列入了国外各个指南的一二线治疗用药。

张世豪　张　瑾　吴丽媛　周　全　撰文

宋　刚　邢念增　审校

参考文献

[1] Barata PC. Treatment of renal cell carcinoma: current status and future directions[J]. CA Cancer J Clin, 2017, 67: 507-524.

[2] Flanigan RC, Salmon SE, Blumenstein BA, et al. Nephrectomy followed by interferon alfa-2b compared with interferon alfa-2b alone for metastatic renal-cell cancer[J]. N Engl J Med, 2001, 345: 1655-1659.

[3] Mickisch GH, Garin A, van Poppel H, et al. European Organization for Research and Treatment of Cancer (EORTC) Genitourinary Group. Radical nephrectomy plus interferon-alfa-based immunotherapy compared with interferon alfa alone in metastatic renal-cell carcinoma: a randomised trial[J]. Lancet, 2001, 358: 966-970.

病例 15　肾部分切除术后复发肿瘤

【简要病史】

女，66 岁，主因“右肾癌肾部分切除术后发现复发肿瘤 1 年”入院。术后病理提示：右肾透明细胞癌。无腰痛、腹痛，无肉眼血尿等不适。复查 CT 发现右肾肿瘤复发、右侧腹壁转移，给予培唑帕尼药物治疗，期间加用特瑞普利单抗治疗 1 次。

【体征】

无阳性体征。

【化验】

血常规、肝肾功能等生化检查未见明显异常。

【辅助检查】

PET/CT：右肾部分切除术后，右肾中部后唇等密度肿物，伴代谢增高，考虑肿瘤复发。右侧腹膜条片状增厚，局部伴轻度代谢活性，随诊。

肾脏增强 MRI（图 15 - 1）：右肾部分切除术后，术区及右侧腹壁多发索条影，邻近右侧腹膜增厚，右肾后部可见异常信号结节，大小约 2.2cm × 1.9cm，T1WI 呈等稍高信号，T2WI/ FS 稍高信号，内可见少许更高信号影，DWI 不均匀高信号，增强扫描动脉期明显不均匀强化，近等于正常肾皮质，门脉期及延迟期强化减低，考虑肿瘤复发可能性大。

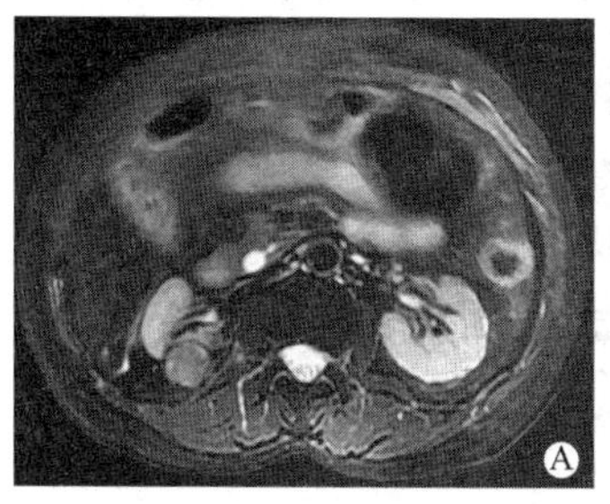
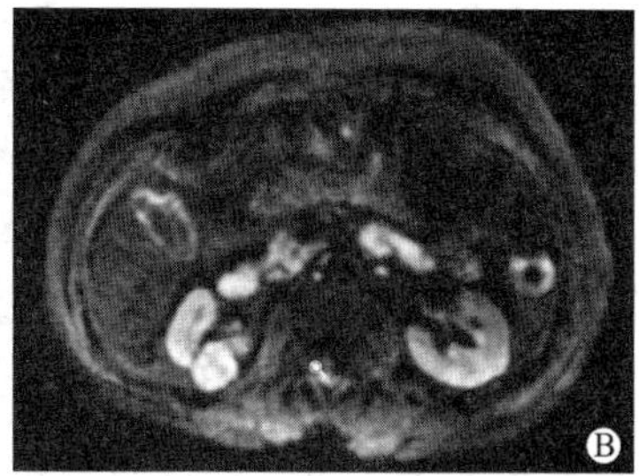

图 15－1 MRI 图像

A：右肾部分切除术后，术区可见异常信号结节，T2WI/ FS 稍高信号；B：DWI 不均匀较高信号，增强扫描动脉期明显不均匀强化，考虑肿瘤复发。

【诊断】

右肾恶性肿瘤术后复发（T3aNxM1）

恶性肿瘤靶向治疗

【MDT 目的】

患者病情复杂，手术难度较大，共同讨论制定下一步治疗方案。

【MDT 查房】

（1）影像科：右肾部分切除术后，术区可见异常信号结节，增强扫描动脉期明显不均匀强化，考虑肿瘤复发。

（2）病理科：透明细胞癌病理特征：肿瘤常位于肾皮质，切面呈多彩状（富含脂质、出血、坏死），肿瘤界限尚清，周围有假包膜。实性区由透明细胞（胞浆富含糖原）组成，混杂嗜酸性细胞；囊管状、乳头状区由靴钉样细胞（糖原丢失形成）组成；细胞膜较清晰；细胞核异型性明显（至少局部区域），可见大小不等的核仁，细胞核分裂象通常多见，约60%可见胞外致密嗜酸性小球和透明小体，10%可见砂砾体，少数可合并浆液性癌或子宫内膜样癌。

（3）泌尿外科：患者肾脏肿瘤复发伴腹壁转移，经全身治疗后腹壁病灶已不明显，但肾脏复发病灶仍存在。手术性质为减瘤手术，非根治性手术。向患者及家属详细交待病情和围手术期风险，并依据术后病理结果调整免疫靶向治疗方案，充分术前准备，限期手术治疗。

【MDT 执行及随访】

积极术前准备，向患者交待病情及治疗方案后，行3D腹腔镜根治性右肾切除+右输尿管切除术。

术后病理：（右肾及肿瘤）肾透明细胞性肾细胞癌，部分呈G3，部分呈G2（WHO2016），肿瘤最大径2.5cm，伴大片坏死（占50%），周围可见间质纤维化及泡沫细胞聚集，符合治疗后改变；肿瘤累及肾被膜及肾周脂肪，未累及肾盂及肾窦脂肪；输尿管切缘未见癌。周围肾组织未见显著异常。

免疫组化结果显示：CAIX（2+），CD10（3+），CD117（-），CK18（1+），CK34βE12（-），cK7（-），EMA（-），Ki-67（40%+），P504S（1+），PAX2（3+），PAX8（2+），TFE3（-），Vimentin（3+），SDHB（2+）。

随访1年，未见进展。

【MDT 点评】

一项转移性肾细胞癌接受即刻与延迟减瘤性肾切除的随机对照3期研究分析发现，延迟减瘤较即刻减瘤可能获得更好的总生存期。这一结论也被CARMENA数据的后

·笔记·

续分析支持，该分析发现接受了延迟减瘤术的患者的总生存期（48.5 个月）显著高于没有接受减瘤术的患者（15.7 个月），说明靶向治疗后延迟减瘤具有一定合理性。

培唑帕尼是一种抗血管内皮生长因子受体的多激酶抑制剂，用于一线治疗晚期肾细胞癌。常见的副作用包括肝毒性、疲劳、腹泻、高血压、发色改变、厌食、恶心和骨髓抑制。国内外研究表明，分子靶向药物 J 能显著提高转移性肾细胞癌患者的客观反应率，延长 PFS 和 OS。2006 年起 NCCN 、EAU 等将分子靶向治疗药物作为转移性肾细胞癌的一、二线治疗用药。

张世豪　张　瑾　吴丽媛　周　全　撰文

宋　刚　邢念增　审校

参考文献

[1] Barata PC. Treatment of renal cell carcinoma: current status and future directions[J]. CA Cancer J Clin,2017,67:507 –524.

[2] BEX A, MULDERS P, JEWETT M , et al. Comparison of immediate vs deferred cytoreductive nephrectomy in patients with synchronous metastatic renal cell carcinoma receiving sunitinib: the SURTIME randomized clinical trial[J]. JAMA Oncol , 2019, 5: 164.

[3] Flanigan RC, Salmon SE, Blumenstein BA, et al. Nephrectomy followed by interferon alfa-2b compared with interferon alfa-2b a-

lone for metastatic renal-cell cancer[J]. N Engl J Med, 2001; 345:1655 - 1659.

[4] Mickisch GH, Garin A, van Poppel H, et al. European Organization for Research and Treatment of Cancer (EORTC) Genitourinary Group. Radical nephrectomy plus interferon-alfa-based immunotherapy compared with interferon alfa alone in metastatic renal-cell carcinoma: a randomised trial[J]. Lancet, 2001, 358: 966 - 970.

病例16 Castleman病

【简要病史】

男，70岁，主因“体检发现右肾占位1月余”入院。偶伴腰部胀痛，无尿急、尿痛、肉眼血尿等不适。体检行腹部超声检查提示右肾占位。

【体征】

无阳性体征。

【化验】

血常规、肝肾功能等生化检查未见明显异常。

【辅助检查】

肾脏增强CT（图16-1）：①右肾不规则肿物，较前饱满，现大小约10.8cm×9.7cm，不均匀明显强化，突出于肾轮廓外向前生长，推压周围结构，右侧肾盂肾盏、扩张积水，考虑为恶性。②腹膜后多发淋巴结，大者短径约1.2cm，同前相仿，请随访。余腹腔未见明确肿大淋巴结。③双肾多发囊肿，大者约8.0cm×7.8cm，同前相仿。

肾脏增强MRI（图16-2）：右肾下极异常信号肿物，大小约10.2cm×9.2cm，向上推压右侧肾盂肾盏、扩张积水；T1WI同相位呈等高低混杂信号，反相位未见明确显示减低，T2WI/FS呈等高低混杂信号，DMI扩散受限，增强扫描病变边缘实性成分渐进性明显强化，内部成分始终未见明确强化。双侧腹膜后多发淋巴结，大者短径约1.2cm。

双肾多发囊性异常信号，大者约8.2cm×6.8cm，T2WI/ FS呈高信号，DWI成等稍高信号，增强扫描未见强化。

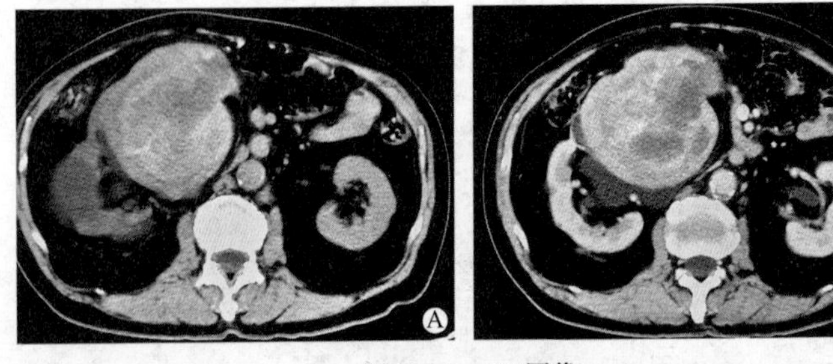

图16－1 CT图像

A：肿物内密度不均匀，平扫可见大片高密度区，提示内部可能有出血；B：右肾前内侧可见一分叶状肿物，与前唇相连，增强扫描病变内部未见强化，周边实性成分可见中度强化。病变与凸向肾门区，肾盂输尿管受压积液。

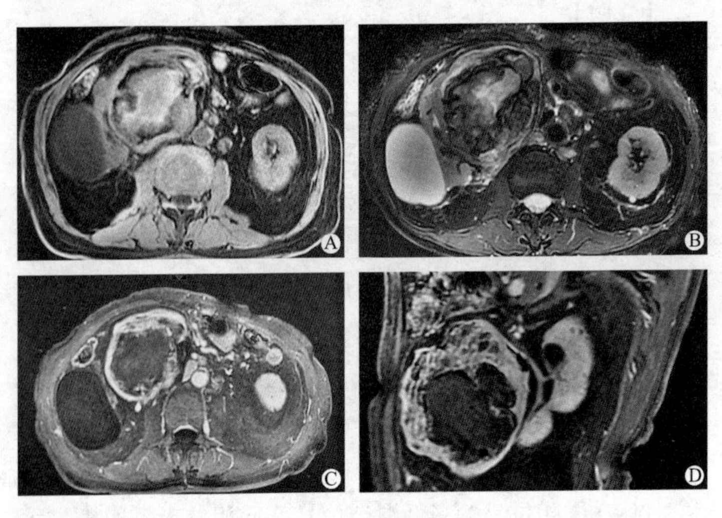

图16－2 MRI图像

A：右肾肿物于T1WI脂肪抑制序列内部呈大片高信号，提示病变内坏死出血区；B：T2WI脂肪抑制序列中央呈囊性高信号，周边实性区呈等信号；C、D：增强扫描病变周边实性区可见明显强化，中央大片无强化坏死区。

·笔记·

超声引导下穿刺活检提示：纤维结缔组织内见大量慢性炎细胞浸润，部分区域伴坏死、玻璃样变性及含铁血黄素沉积，局灶见少量核大深染的细胞。经连续切片可疑细胞减少，免疫组化染色未提示明确肿瘤证据，请结合临床。免疫组化结果显示：CD10（灶+），CK18(−)，Ki-67（散在+），PAX8(−)，AE1/AE3(−)，CD38(+)，CD138(+)，Lamda(+)，Kappa(+)，CD68(+)，CD163(+)，SMA(−)，Desmin(−)。

【诊断】

右肾占位性病变

腹膜后淋巴结肿大

双肾囊肿

【MDT目的】

明确肿瘤性质，制定治疗方案。

【MDT查房】

（1）影像科：右肾前内侧可见一分叶状肿物，与前唇相连，肿物内密度不均匀，平扫可见大片高密度区，提示内部可能有出血，增强扫描病变内部未见强化，周边实性成分可见中度强化。病变与凸向肾门区，肾盂输尿管受压积水。

（2）泌尿外科：目前肿瘤较大，输尿管出现梗阻，右肾积水严重，非手术方式难以解除梗阻，应首选根治性右肾切除术。若术后有全身性症状表现，应辅以糖皮质激素控制和靶免联合治疗。向患者及家属详细交待病情和围手术期风险，如接受手术风险，充分术前准备，限期手术治疗。

【MDT 执行及随访】

积极术前准备，向患者交待病情及治疗方案后，行 3D 腹腔镜根治性右肾切除 + 输尿管结扎 + 腹主动脉旁淋巴结清扫术。

术后病理：组织内见大量浆细胞浸润，伴坏死及纤维化，部分肾小管内可见管型，局灶可见粉染无结构物，结合刚果红染色未见明确淀粉样物沉淀，考虑为坏死伴玻璃样变。结合淋巴结病变，考虑 Castleman 病累及肾组织。病变累及肾被膜及肾周脂肪，未累及肾盂、肾脂肪及肾上腺组织。输尿管切缘未见显著病变。

淋巴结未见转移性肿瘤（0/19），部分淋巴结内可见大量浆细胞，部分小血管玻璃样变，分子检测未显示 B 细胞受体克隆性重排，考虑 Castleman 病，浆细胞型。肾门淋巴结（0/10）。腹主动脉旁淋巴结（0/9）。

免疫组化结果显示：CD20(B 细胞 +)，Pax-5(B 细胞 +)，CD3(T 细胞 +)，CD7(T 细胞 +)，CyclinD1(-)，CD138(3+)，CD38(3+)，Kappa(3+)，Lamda(3+)，MUM1(3+)，IgG(1+)，IgG4(1+)，AE1/AE3(-)，ALK(-)，Ki-67（+5%）。

特殊染色结果显示：刚果红染色(-)。

抗原受体基因克隆性重排 PCR 检测（BIOMED-2）：结果未显示 B 细胞受体克隆性重排。

随访 2 年，患者无复发。

【MDT 点评】

Castleman 病（又称血管滤泡淋巴结增生症、血管滤泡性淋巴结增生症和巨大淋巴结增生症）（Castleman's disease，CD）是一种罕见的淋巴组织良性增生性疾病；根据

·笔记·

组织学形式分为五种不同的实体：透明血管 CD（HV－CD）、浆细胞 CD（PC－CD）、混合型 CD、人类疱疹病毒 8 型 CD（HHV－8）及多中心 CD（MCD）。临床上可分为单中心型 CD（UCD）和多中心型 CD（MCD）两种亚型。CD 是一种罕见的疾病，根据流行病学调查，在美国 UCD 的发病率估计为每年每百万人 16 例，MCD 的发病率为每年每百万人 5～25 例。由于疾病的罕见性，筛选诊断非常困难，容易误诊。

这些不同的亚型都有不同的临床症状；UCD 几乎没有临床表现。MCD 包括浆细胞型和混合型，通常会导致各种全身症状，如发热、消瘦、低蛋白血症、全身性淋巴结病、肾功能损害，甚至 POEMS 综合征（多发性神经病、器官肿大、内分泌疾病、蛋白质和皮肤变化）的发展。肾脏受累是极其罕见的，仅有少数零星病例，患者常被误诊为需要根治性切除的肾肿瘤。

在诊断方面，病理诊断是 CD 诊断的金标准。超声、CT 及 MRI 很难区分 CD 与肾肿瘤。有研究表示 FDG－PET/CT 的作用有限，但对于患有 CD 的患者，它也是有一定作用的成像技术。病理特征：Castleman 病是以病因不明的淋巴结血管滤泡特殊性增生为特点的淋巴结增生性病变，亦称血管滤泡性淋巴组织增生或巨大淋巴结增生。组织学分透明血管型（HV）、浆细胞型（PC）及混合型 3 型。

在治疗方面，在大多数情况下，UCD 是可以切除的，手术治愈率很高，如果完全切除成功，10 年总存活率超过 95%；MCD 是一种全身性疾病，仅靠手术治疗是不够的。MCD 的有效治疗方法包括糖皮质激素控制和联合化疗，如

·笔记·

利妥昔单抗和针对 IL-6 的单抗治疗。联合抗逆转录病毒治疗特别必要，但容易引起感染，导致治疗效果不佳。

张世豪　张　瑾　吴丽媛　周　全　撰文

宋　刚　邢念增　审校

参考文献

[1] Cronin DM, Warnke RA. Castleman disease: an update on classification and the Spectrum of associated lesions [J]. Adv Anat Pathol, 2009,16(4):236-246.

[2] Shah D, Darji P, Lodha S, et al. Unicentric Castleman's disease of abdomen[J]. J Radiol Case Rep, 2013,7(3):26-33.

[3] Wang Y, Dong A, Yang B, et al. Castleman's disease of the kidney mimicking renal cell carcinoma on FDG PET/CT[J]. Clin Nucl Med, 2018,43(5):1.

[4] Bowne WB, Lewis JJ, Filippa DA, et al. The management of unicentric and multicentric Castleman's disease: areport of 16 cases and a review of the literature[J]. Cancer, 2015,85(3):706-717.

病例 17　肾血管肉瘤

【简要病史】

男，61 岁，右肾根治性切除术后 1 月余，术后病理会诊考虑肾周血管肉瘤，为求进一步治疗入院。

【体征】

右侧腰部可见长约 10cm 手术瘢痕。

【化验】

无特殊。

【辅助检查】

病理会诊：（右肾周肿物侵犯右肾）间叶源性肿瘤，累及肾皮质，穿透肾被膜达肾周脂肪组织。结合免疫组化染色结果，符合血管肉瘤。其余肾组织、肾盂、输尿管断端、肾门血管均未见肿瘤。

免疫组化结果显示：F8(－)，CD34(3＋)，CD31（±），Fli1(3＋)，ERG(3＋)，Melan-A(－)，CD117（±）。原单位主要免疫组化染色结果：CD34(3＋)，CD31(3＋)，CD117（±），SMA（±），Ki-67（40%＋），CK(－)，SMA(－)。

双肾 MRI（术前）（图 17－1）：右肾周间隙可见异常信号肿物，形态不规则，呈浸润性生长，边缘毛糙，范围约 7.51cm×6.3cm×8.5cm，累及右肾实质，T1WI 呈稍低信号，反相位较同相位未见明确信号减低，T2WI/FS 呈不均匀中高信号，DWI 呈不均匀高信号，增强扫描不均匀、

·笔记·

渐进性较明显强化，内见多发小片状无强化区，病变包绕并侵犯右肾，贴邻肝右后叶，周围间隙多发 T2WI/FS 高信号斑片索条影。提示：右肾周间隙异常信号肿物，包绕并侵犯右肾，倾向恶性，淋巴瘤？转移瘤？间叶源性恶性肿瘤（脂肪肉瘤）？建议进一步检查，必要时穿刺活检。

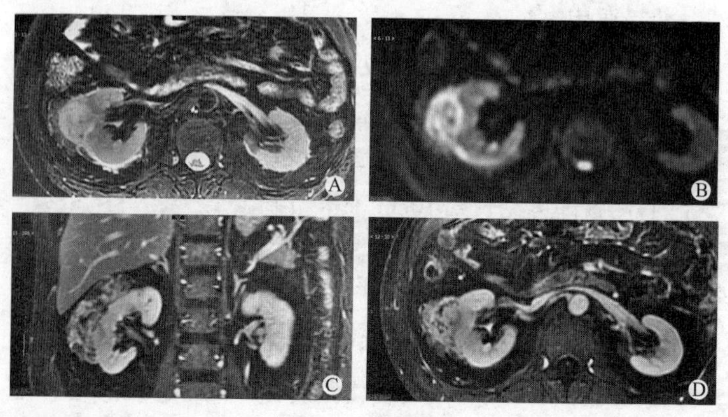

图 17－1 MRI 图像

A：右肾周肿物，包绕肾脏，形态较散，边界不清，侵犯右肾实质，信号欠均匀，T2WI/FS 呈稍高信号；B：DWI 不均匀高信号；C、D：增强扫描不均匀中度强化。

PET/CT：右肾周不规则软组织肿物，大小约 7.6cm × 7.0cm，伴摄取增高，延迟扫描前后最大 SUV 为 3.2 和 3.7，边缘毛糙，沿右肾纤维膜包绕右肾生长，累及右肾实质，局部与肝右后叶关系密切。提示：右肾周肿物，包绕并侵犯右肾，伴代谢增高，考虑恶性可能大，间叶源性？肾癌？淋巴瘤？建议穿刺明确病理。

【诊断】

右肾周肿物

【MDT 目的】

制定下一步治疗方案。

【MDT 查房】

（1）病理科：该患者肿瘤呈浸润性生长，累及肾皮质，穿透肾被膜达肾周脂肪组织。肿瘤细胞排列呈实性片状、细乳头状。肿瘤细胞胞浆丰富、嗜酸，细胞核偏位，可见核分裂象。可见小灶坏死。免疫组化染色显示肿瘤细胞具有明显的血管内皮表型，且 ki-67 指数较高。综上，病变符合血管肉瘤。

（2）泌尿外科、内科、放疗科：患者右肾周肿物术后 1 个月，病理为血管肉瘤，预后极差，内科治疗效果不好。

【MDT 执行及随访】

术后 5 个月，患者死亡。

【MDT 点评】

原发性肾脏血管肉瘤（PRA）是一种极为罕见的血管肉瘤，约占血管肉瘤的 1%。PRA 首次于 1942 年被描述，此后被报告病例也非常少，目前仅不到百例，60～70 岁的白人男性好发，血管肉瘤起源于来自骨髓或髓外造血组织细胞中的内皮细胞或循环干细胞，异型性的血管内皮细胞沿着原来血管通道或海绵状空间生长，形成组织不良的血管、实性肿块或结节，最终发展为血管肉瘤。PRA 是一种高度恶性肿瘤，预后差，影响患者的预后及生存时间，影响因素主要是肿瘤直径及转移情况。约 64.4% 的患者存在肿瘤转移。多数患者于诊断 10 个月内死亡，仅少数病例能长期无瘤生存。总的中位生存期仅为 5 个月。没有出现肿瘤转移且病灶较小时，经根治性手术治疗后患者的生存时间较长，其中位生存时间可为10个月。

PRA的磁共振成像信号特征为T1加权图像上中等信号，外周边缘呈高信号常表明存在外周包膜。偶尔可见PRA患者T2加权图像上高、低信号交替，肿块外围具有缠绕的肿瘤血管网状物对应于血管通道，T2加权像上出现条纹状改变是PRA的典型影像发现。

因为PRA的罕见性，目前临床并无明确治疗方案，手术、化疗、放射治疗和免疫治疗均可用于PRA的治疗中。手术切除（根治性肾切除术、肿瘤血栓切除术和淋巴结清扫术）是治疗的主要方法。术后辅助放疗能否延长患者的生存期实验结果仍不一致。目前转移性PRA尚未建立标准化学治疗方法。有研究表明与单药蒽环类抗生素相比，阿霉素和异环磷酰胺联合治疗血管肉瘤的无进展生存率和总体生存率均较高。

贾博林　张　瑾　吴丽媛　周　全　撰稿

宋　刚　邢念增　审校

参考文献

[1] Iacovelli R, Orlando V, PalazzoA, et al. Clinical and pathological features of primary renal angiosarcoma[J]. Can Urol Assoc J, 2014,8(3-4):223-226.

[2] Sabharwal S, John NT, Kumar RM, et al. Primary renal angiosarcoma[J]. Indian J Urol, 2013, 29(2):145-147

[3] 蔡驰,柯晓婷,陈梅桂,等. 原发性肾脏血管肉瘤的诊断及治疗研究进展[J]. 山东医药,2020,60(30):104-107.

[4] Detorakis EE, Chryssou E, Raissaki M, et al. Primary renal angiosarcoma: radiologic-pathologic correlation and literature review [J]. Tumori, 2013, 99(3): 111-116.

[5] Gaballah AH, Jensen CT, Palmquist S, et al. Angiosarcoma: clinical and imaging features from head to toe[J]. Br J Radiol, 2017, 90(1075): 20170039.

[6] YoungRJ, Natukunda A, Litiere S, et al. First-line anthracycline-based chemotherapy for angiosarcoma and other soft tissue sarcoma subtypes: pooled analysis of eleven European Organisation for Research and Treatment of Cancer Soft Tissue and Bone Sarcoma Group trials[J]. Eur J Cancer, 2014, 50(18): 3178-3186.

病例18　肾脏肉瘤伴肾上腺皮质腺癌

【简要病史】

女，39岁，主因“检查发现左肾及左肾上腺占位1月”入院。无腰痛、腹痛，无肉眼血尿等不适。PET/CT提示：左肾上极肿物，恶性倾向。左侧肾上腺区占位性病变，考虑肾上腺瘤，不能完全除外转移性病变。

【体征】

无阳性体征。

【化验】

肾上腺相关激素、血常规、肝肾功能等生化检查未见明显异常。

【辅助检查】

PET/CT：左肾上极^{18}F－FAPI－04摄取增高灶，考虑该病灶具有恶性倾向，建议结合CT增强扫描。T9椎体、右侧髂骨、双侧股骨头、左侧股骨颈及双侧股骨上段不同程度溶骨性骨质破坏不伴^{18}F－FAPI－04明显摄取增高，考虑转移性病变可能，建议必要时结合穿刺检查以明确病变性质。左侧肾上腺区占位性病变，边缘伴环状^{18}F－FAPI－04轻度摄取增高，考虑肾上腺腺瘤，结合全身检查不能完全除外转移性病变，请结合临床。

上腹部增强MRI（图18－1）：①左侧肾上腺区肿物，约4.4cm×3.9cm，T1WI呈稍低信号、内伴片状高信号，T2WI

·笔记·

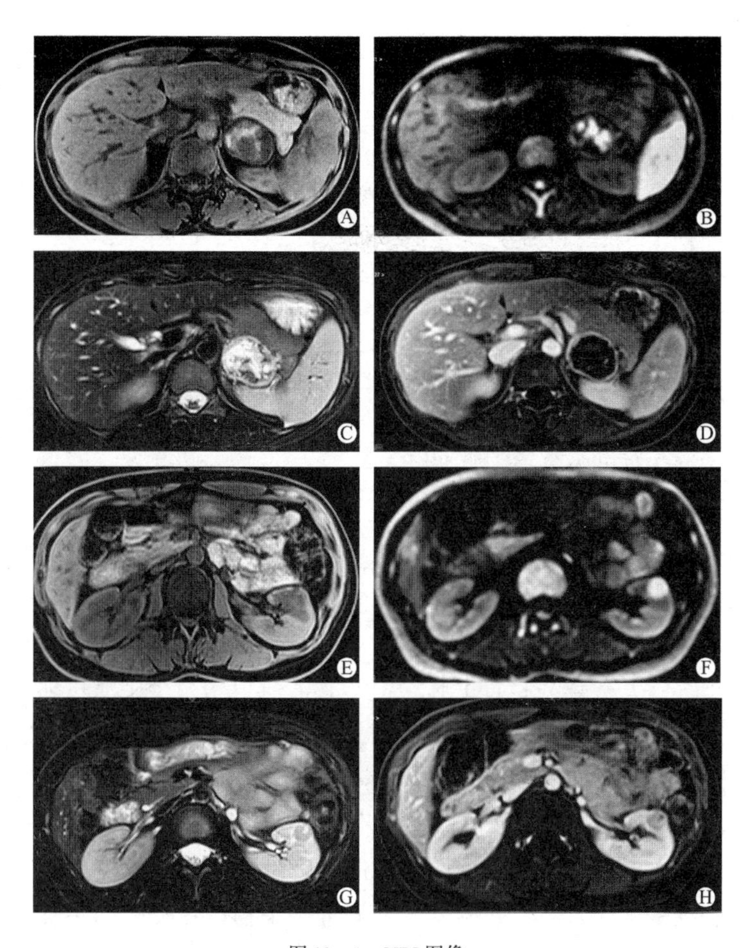

图 18-1 MRI 图像

A：左侧肾上腺区肿物，T1WI 呈稍低信号为主，内伴片状高信号；B：DWI 呈混杂高信号；C：T2WI 及 T2WI/ FS 边缘内部呈混杂高信号；D：增强扫描边缘明显强化，影像表现以嗜铬细胞瘤可能大；E：左侧肾脏结节，T1WI 呈等/稍低信号，T2WI/ FS 稍低信号为主；F：DWI 呈高信号；G：T2WI/ FS 中央少许稍高信号区；H：增强扫描略欠均匀中度强化，影像表现不符合透明细胞癌表现，考虑为少见类型肾脏肿瘤。

及 T2WI/ FS 边缘内部呈混杂高信号，DWI 呈混杂高信号，增强扫描边缘明显强化，嗜铬细胞瘤可能大，不除外腺瘤伴出血，请结合临床；②左肾可见一异常信号结节，约 1.4cm，T1WI 呈等信号，反相位未见明确信号减低，T2WI 及 T2WI/ FS 稍低信号为主内伴少许高信号，DWI 呈高信号，增强扫描皮质期较明显强化，静脉期及延迟期强化减低。

【诊断】

左肾肿瘤

左肾上腺嗜铬细胞瘤？

全身多发骨转移？

【MDT 目的】

明确肿瘤性质，决定治疗方案。

【MDT 查房】

（1）影像科：肾上腺 MRI 影像表现以嗜铬细胞瘤可能大；肾脏 MRI 影像表现不符合透明细胞癌表现，考虑为少见类型肾脏肿瘤。

（2）泌尿外科：患者肉瘤伴骨转移合并嗜铬细胞瘤可能性大，考虑减瘤手术治疗。向患者及家属详细交待病情和围手术期风险，并依据术后病理结果辅以免疫靶向治疗等，充分术前准备，限期手术治疗。

【MDT 执行及随访】

积极术前准备，向患者交待病情及治疗方案后，在全麻下行 3D 腹腔镜左肾部分切除术 + 左侧肾上腺切除术 + 左侧输尿管探查术。

术后病理提示如下所述。

肉眼所见：①切除部分肾大小4cm×3.5cm×2.8cm，切缘面积4cm×3.5cm，切面可见一灰白肿物，大小2.2cm×1.9cm×1.5cm，紧邻肾被膜，切面灰白实性界尚清，肿物距切缘最近0.3cm。②左侧肾上腺及肿物切除标本，大小7.5cm×5cm×3.3cm，切面呈囊实性，实性区灰红质地略糟脆。肾上腺大小3cm×0.8cm×0.5cm。

免疫组化结果如下所述。

肾肿物：WT-1（-），CD57（灶状+），AE1/AE3（-），Vimentin(3+)，CK18(-)，Ki-67(+35%)，Calponin(1+)，SMA(1+)，Bc1-2(3+)，CD34(-)，S-100(-)，EMA(-)，PAX2（-），PAX8（-），Actin（1+），Desmin（1+），Myogenin(-)，STAT6(-)，BRG1(+)。

肾上腺肿物：AE1/AE3（-），Ki-67（+40%），Calponin(-)，ChrA(-)，Melan-A(-)，S-100(-)，Synol(-)，SMA(-)，INI1(+)，BRG1(+)，HMB-45(-)，GATA3(-)，SALL4（-），Oct3/4（-），LCA（-），Desmin（-），Myogenin(-)，PAX8(-)。

DNA测序分析提示：未发现与该患者临床表型相关的肿瘤易感基因突变。

随访患者6个月后出现肾上腺皮质癌复发转移，1年后死亡。

【MDT点评】

肉瘤的总体发生率约为5/10万，符合罕见肿瘤的正式定义。根据不同组织来源，肾脏肉瘤可起源于肾实质、被膜以及肾盂内间叶组织和神经组织，以平滑肌肉瘤最为常见；进一步细分为大约70种亚型，每种亚型都有不同的形态特征，这通常转化为特定的临床行为以及特定的治疗方法。

肾上腺皮质腺癌（ACC）是来源于肾上腺皮质细胞的恶性上皮性肿瘤，临床少见，年发病率为（1～2）/100万，占恶性肿瘤的0.02%，癌症死因的0.2%。ACC的分子机制并不明确，可能与抑癌基因的失活（TP53、MEN－1、P57Kip2、H19）、原癌基因（Gas、Ras、ACTH受体缺失）异常激活、生长因子IGF－2的过度表达以及B－catenin基因异常激活有关。DL7、BUB1和PINK1基因联合检测有助于对ACC进行亚组分型及预后分析。ACC多数为散发型，并无明显的危险因素，约20%可同时合并其他恶性肿瘤，其中多为家族遗传综合征，包括：Li－Fraumeni综合征、Beckwith－Wiedeman综合征、多发性内分泌肿瘤综合征－1型（MEN1）、家族性腺瘤性息肉病、神经纤维瘤病1型、Lynch综合征。

ACC的鉴别是临床上一大难点，通过影像及临床表现很难分辨ACC及良性皮质腺瘤，甚至术后病理结果也难以分辨，这就导致患者延误最佳治疗时机。^{18}F－氟代脱氧葡萄糖正电子发射断层扫描（FDG－PET）的应用有助于ACC的分期、复发的检测和早期影像上良恶性病变的鉴别。基于影像特征的ACC的初始准确特征和与其他实体的区别对于指导适当的治疗至关重要。Ki67是鉴别肾上腺良恶性病变最重要的标志物之一。Ki67指数大于5%的病变可能是恶性的。

手术切除是局部疾病（Ⅰ－Ⅲ期）的主要治疗方法，如果完全切除，5年生存率为55%。开放肾上腺切除术是标准的外科技术，用于较大的病变（>6cm）或疑似局部浸润性病变。由于即使完全切除，局部复发的风险也很高，可能需要辅助治疗。最常用的辅助治疗是米托坦，它是一种肾上腺溶解药物。关于米托坦预防局部复发的有效性，文献中存在争议。无论如何，目前的指南建议在复发风险高的患者中使用米托坦，包括Ⅲ期疾病或高增殖指数（Ki67 >10%）。

张世豪　张　瑾　吴丽媛　周　全　撰文

宋　刚　邢念增　审校

参考文献

[1] Sbaraglia M, Bellan E, Dei Tos AP. The 2020 WHO Classification of Soft Tissue Tumours: news and perspectives[J]. Pathologica, 2021,113(2):70 - 84.

[2] Chouairy CJ. Adrenocortical carcinoma[J]. J Urol,2008,179(1):323.

[3] Bharwani N, Rockall AG, Sahdev A, et al. Adrenocortical carcinoma: the range of appearances on CT and MRI[J]. AJR American journal of roentgenology, 2011,196(6):W706 - 714.

[4] Puglisi S, Perotti P, Cosentini D, et al. Decision - making for adrenocortical carcinoma: surgical, systemic, and endocrine management options[J]. Expert review of anticancer therapy, 2018,18(11):1125 - 1133.

[5] Ahmed AA, Thomas AJ, Ganeshan DM, et al. Adrenal cortical carcinoma: pathology, genomics, prognosis, imaging features, and mimics with impact on management[J]. AbdomRadiol (NY), 2020,45(4):945 - 963.

病例19　侵袭性血管黏液瘤

【简要病史】

男，25岁，主因“体检发现左肾肿瘤20余天”入院。无腰痛、腹痛，无肉眼血尿等不适。体检行腹部超声检查提示左肾占位。

【体征】

无阳性体征。

【化验】

血常规、肝肾功能等生化检查未见明显异常。

【辅助检查】

腹部超声报告：左肾实性占位；肝右叶实性结节，血管瘤可能。

腹部增强CT（图19－1）：左肾下极稍低密度肿物影，大小约13.6cm×8.5cm×15.2cm，边界清，内见多发片状低密度区，增强扫描强化不明显，内见条状明显强化血管影，病变将左肾实质撑开如杯口样改变、局部与左侧肾盂关系密切，向外突向肾周间隙生长，左肾见副肾动脉。CT诊断：左肾下极乏血供肿物，影像学表现不典型，定性困难；结合MRI图像，倾向良性或低度恶性间叶组织来源可能大。

肾脏增强MRI（图19－2）：左肾下极见不规则肿物影，大小约13.8cm×8.3cm×15.4cm，T2WI及T2WI/FS

·笔记·

呈混杂高信号，内见多发点片低信号，T1WI/ DUAL 同相位等低信号，可见点状高信号，对应反相位呈低信号，DWI 不均匀高信号，增强扫描皮髓质期肿物强化不明显，内见条状明显强化血管影，实质期及排泄期肿物内见少许散在斑片强化影，肿物边界尚清楚，将左肾实质撑开如杯口样改变，肿物突向肾周间隙生长。MRI 诊断：左肾肿物，倾向血管平滑肌脂肪瘤可能性大。

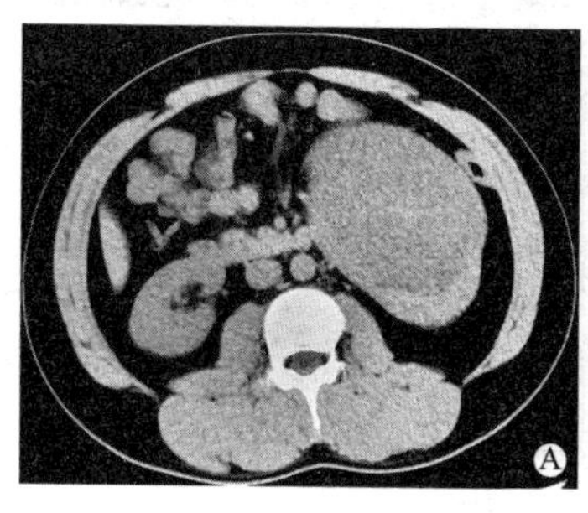
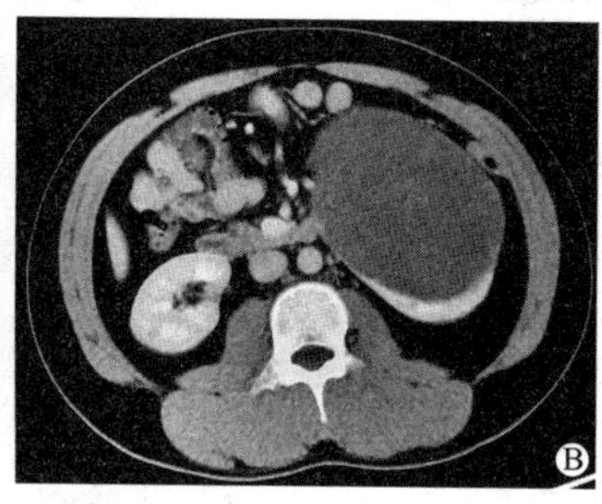

图 19－1　CT 图像

A：左肾下极椭圆形低密度肿物，边界清楚，密度均匀，平扫 CT 值约 23Hu；B：近似水样密度。增强扫描强化不明显，内见少许稍强化条片状影。

【诊断】

右肾肿物

肾癌?

【MDT 目的】

明确肿瘤性质，决定治疗方案。

【MDT 查房】

（1）影像科：CT 提示左肾下极椭圆形低密度肿物；MRI 提示左肾下极肿物，病变内主要为黏液样成分。

（2）泌尿外科：影像学检查提示间叶来源肿瘤可能性大，肿瘤体积较大，非手术治疗难以根除，应首选手术治疗。充分术前准备，限期手术治疗。

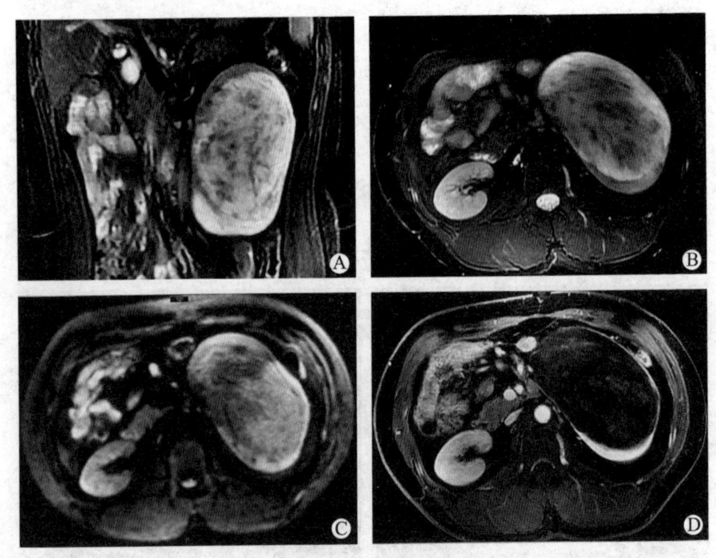

图 19－2　MRI 图像

A、B：左肾下极肿物，T1WI 低信号，T2WI 及 T2WI 脂肪抑制序列呈较高信号，内见少许条状稍低信号；C：DWI 呈较高信号，提示病变内主要为黏液样成分；D：增强扫描病变主体未见强化，延迟期 T2WI 所见条状低信号呈轻度强化。

【MDT 执行及随访】

积极术前准备，向患者交待病情及治疗方案后，行 3D 腹腔镜根治性左肾切除＋左输尿管切除术。

术后病理：结合形态及免疫组化结果，符合肾深部侵袭性血管黏液瘤。肿瘤最大径 15cm，累及肾被膜，未累及肾周脂肪、肾盂及肾窦脂肪。输尿管切缘未见肿瘤。周围肾部分呈萎缩性改变。

免疫组化结果显示：SMA(3＋)，Desmin(3＋)，Calponin(3＋)，Vimentin(3＋)，AE1/AE3(个别＋)，CD34

(血管+)，EMA(灶+)，S-100(1+)，ER(1+)，PR(1+)，HMB-45(-)，Melan-A(-)，MDM2(3+)，CD117(个别+)，CD68(-)，Ki-67(+1%)。

随访6个月，未见复发。

【MDT点评】

侵袭性血管黏液瘤（AAM）是一种罕见的间质肿瘤，最常发生于女性的外阴阴道区、会阴和骨盆。侵袭性一词强调肿瘤的浸润性和其经常与局部复发有关。患者通常表现出非特异性症状，这些症状经常被误诊为更常见的疾病，如巴氏囊肿、脂肪瘤或疝气。AAM患者发病年龄不一，根据文献报道，患病年龄在11~77岁，其中以35~40岁为高发年龄；男性AAM患者发病部位大多集中在盆腔部位，如腹股沟、会阴、阴囊等部位，女性AAM患者肿瘤主要发生部位为盆腔、外阴阴道、会阴部，亦有罕见报道该肿瘤会于声带、下腔静脉、心房、大网膜、睾丸旁、阴茎尿道等部位发生。

在影像学上面，AAM在CT上的表现是可变的，它可能是一个密度均匀的、相较于肌肉密度低的肿块，也可能是囊性和固体成分混合的肿块。MRI特征表现为T1低信号、T2高信号的“漩涡样”卷曲征象。侵袭性血管黏液瘤在静脉造影剂后表现为强烈的不均质强化，并可表现为明显的低强度旋转模式。这些表现被认为是由于肿瘤中丰富的黏液样基质和高含水量。鉴于这些特征，磁共振成像可以帮助描述疾病的程度。AAM的确诊主要依赖于占位组织的活检或手术获得病理诊断。该肿瘤大体组织常常表现为无包膜或有部分包膜，多呈分叶状，因具有浸润性，常常与周围组织无明确的界限，其组织学重要特点为黏液间质中含有丰富的血管，毛细血管、薄壁血管及肌性动脉均可见，血管壁增厚，可伴透明变性。AAM 光镜下见瘤细胞形态多为星芒状，核无异型性。间质中散在许多管径粗细不等、壁厚薄不一的小血管，部分血管呈玻璃样变，周围见大量黏液样间质。

2013 年世界卫生组织的最新分类将 AAM 列为“分化不确定的肿瘤”。它被定义为一种罕见的良性肿瘤，尽管肿瘤本质上是良性的，但“侵袭性”一词强调的是局部复发的频繁和侵袭性。根据以往 AAM 病例报道，用促性腺激素释放激素激动剂治疗是一种新兴的治疗方法，肿瘤细胞的雌激素和孕激素受体呈典型阳性，这表明激素在肿瘤的发展中起着重要作用。据报道，AAM 涉及 HMGA2 基因的 12q13 – 15 条带的染色体易位，这提示我们可用基因检测以明确诊断。

根据以往治疗经验，手术切除仍是治疗的首选。该病转移极其罕见，总体预后良好。但该病仍应定期复查以监测肿瘤复发，防止治疗不及时错过最佳治疗时机。

张世豪　张　瑾　吴丽媛　周　全　撰文

宋　刚　邢念增　审校

参考文献

[1] Brian JS, Jennifer L. Aggressive angiomyxoma[J]. Arch Pathol Lab Med, 2012,136(2):217 – 221.

[2] Carrie C. Aggressive angiomyxoma[J]. Nurse Pract, 2016,41(9):1-4.
[3] 宋维周,王炳然,苏若鹏,等. 肾侵袭性血管黏液瘤1例报告并文献复习[J]. 现代泌尿外科杂志,2022(10):1-2.
[4] Dreux N, Marty M, Chibon F, et al. Value and limitation of immunohistochemical expression of HMGA2 in mesenchymal tumors: about a series of 1052 cases[J]. Mod Pathol,2010,23(12):1657-1666.

病例20　异时性双侧散发肾癌

【简要病史】

男，44岁，主因“右肾癌术后1年余，发现左肾肿瘤3月余”入院。既往1年余前因右肾癌行根治性右肾切除术，术后病理提示：乳头状肾细胞癌。

【体征】

右腹部可见陈旧性手术瘢痕。

【化验】

Scr：105.9μmol/L。

【辅助检查】

双肾MRI（图20-1）：①右肾术后缺如，术区可见肠管填充，未见明确肿物影；②左肾上极可见一结节样异常信号，大小约1.6cm×1.2cm，T1WI等信号，反相位未见明确信号减低，T2WI/FS混杂高信号，DWI稍高信号，增强后轻度不均匀强化，倾向小肾癌可能。

【诊断】

左肾恶性肿瘤（T1aN0M0）

右肾癌根治性肾切除术后（pT2aN0M0）

【MDT目的】

明确肿瘤性质，制定治疗方案。

【MDT查房】

（1）影像科：患者左肾上极可见一结节样异常信号，

大小约1.6cm×1.2cm，T1WI等信号，反相位未见明确信号减低，T2WI/FS混杂高信号，DWI稍高信号，增强后轻度不均匀强化，倾向小肾癌。

（2）泌尿外科：患者影像学检查提示左肾大小约1.6cm×1.2cm占位，肿瘤外突，考虑小肾癌可能，患者既往因右肾癌行右肾根治性切除术，术前肌酐105.9μmol/L，综合考虑患者病情及身体情况，建议保肾手术治疗，术中应注意减少肾动脉阻断时间，保护肾功能。

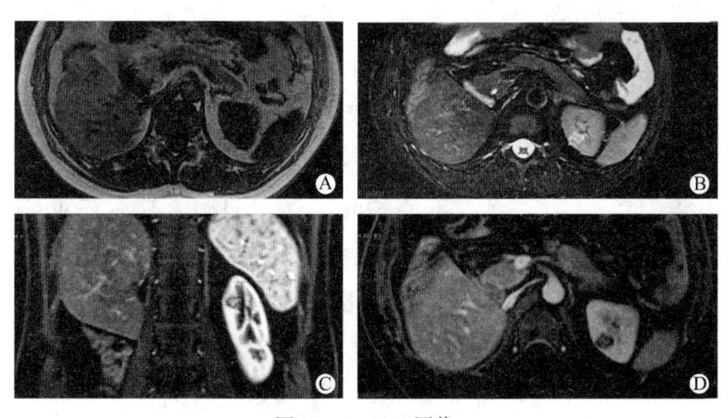

图20-1　MRI图像

左肾上极可见一结节样异常信号，大小约1.6cm×1.2cm，T1WI等信号，反相位未见明确信号减低，T2WI/FS混杂高信号，DWI稍高信号，增强后轻度不均匀强化，倾向小肾癌可能。

【MDT执行及随访】

积极术前准备，向患者交待病情及治疗方案后，行腹腔镜左肾部分切除术，术中肾脏热缺血时间5分钟。术后病理提示：肾透明细胞性肾细胞癌，伴出血及囊性变，G2（WHO，2016），部分呈腺管样结构。肿瘤最大径1.2cm，未累及肾被膜，肾周脂肪。基底切缘未见癌。周围肾组织未见显著病变。

【MDT 点评】

肾细胞癌是一种起源于肾脏泌尿小管上皮系统的恶性肿瘤，大约占肾脏恶性肿瘤的 80% ~90%；在世界范围内，肾细胞癌的发病率约占所有肿瘤的 3%。根据最新的 GLOBOCAN 全球癌症统计数据，2020 年全球肾细胞癌新增约 43.1 万例，居恶性肿瘤第 14 位，死亡约 12.9 万例，居第 15 位；肾细胞癌年龄标准化发病率男性为 6.1/10 万，女性为 3.2/10 万。年龄标准化死亡率男性为 4.6/10 万，女性为 1.8/10 万。据我国国家癌症中心全国检测数据显示（2016 年），我国肾癌发病人数为 7.58 万，发病率为 5.48/10 万人，死亡人数为 2.69 万。肾细胞癌的病因尚不明确，其发病可能与遗传、吸烟、肥胖等有关。手术是非转移性肾癌的一线治疗方法，手术方式包括肾部分切除术及肾根治性切除术。

双侧散发性肾癌（BSRCC）按双侧肿瘤的发生时间可分为同时性 BSRCC 和异时性 BSRCC。同时性 BSRCC 是指患者就诊时即发现双侧 RCC 或就诊时发现一侧 RCC，随访 6 个月以内（包括 6 个月）发现对侧 RCC。异时性 BSRCC 是指患者初诊时仅一侧肾脏发生 RCC，随访 6 个月以上发现对侧 RCC。

多项研究表明，手术尤其是肾部分切除术是治疗双侧散发性肾细胞癌的首选方法，其预后与单侧散发性肾细胞癌相当。本例患者右肾根治性切除术后 1 年余复查发现左肾小肾癌，行腹腔镜下左肾部分切除术，术中注意减少热缺血时间，保护肾功能。随访 4 年未见肿瘤复发。

贾博林　张　瑾　吴丽媛　周　全　撰稿
宋　刚　邢念增　审校

参考文献

[1] SUNG H, FERLAY J, SIEGEL R L, et al. Global Cancer Statistics 2020: GLOBOCAN Estimates of Incidence and Mortality Worldwide for 36 Cancers in 185 Countries [J]. CA Cancer J Clin, 2021, 71(3):209-249.

[2] Klatte T, Wunderlich H, Patard JJ, et al. Clinicopathological features and prognosis of synchronous bilateral renal cell carcinoma: an international multicentre experience[J]. BJU Int, 2007, 100(1): 21-25.

[3] Klatte T, Patard JJ, Wunderlich H, et al. Metachronous bilateral renal cell carcinoma: risk assessment, prognosis and relevance of the primary-free interval[J]. J Urol, 2007, 177(6):2081-2087.

[4] Boorjian SA, Crispen PL, Lohse CM, Leibovich BC, Blute ML. The impact of temporal presentation on clinical and pathological outcomes for patients with sporadic bilateral renal masses[J]. Eur Urol, 2008, 54(4):855-863.

第二部分　腹膜后肿瘤疑难病例

病例 21　节细胞神经瘤 Ⅰ

【简要病史】

男，26 岁，主因“发现左侧腹膜后肿瘤 1 月余”入院。现病史：患者一个半月前因发热 37.3℃，检查发现左侧腹膜后肿瘤，大小约 8cm，无一过性血压升高，无头痛，无夜尿增多，无肉眼血尿，无尿频、尿急、尿痛。

【体征】

无阳性体征，腹部未触及肿块。

【化验】

血常规、肝功能等生化检查未见明显异常。

术前行肾上腺功能检查未见明显异常。

【辅助检查】

肾脏 MRI（图 21－1）：左侧腹膜后可见一不规则肿物，大小约 8.7cm×3.0cm×6.3cm，边界尚清楚，呈多结节融合状，信号不均匀，T1WI 稍低信号，T2WI/FS 不均匀混杂等/稍高/高信号，DWI 不均匀高信号，增强扫描病变大部分仅呈轻度强化，内见多发灶状明显强化。肿物向后推压左肾，贴邻左侧肾上腺。左肾与脾脏间可见一结节，边界清楚，约 1.3cm×1.5cm，信号及强化与脾脏相仿。扫描范围内胆囊、胰腺、脾脏（副脾）、双肾、右侧肾上腺未见明确肿物。

· 笔记 ·

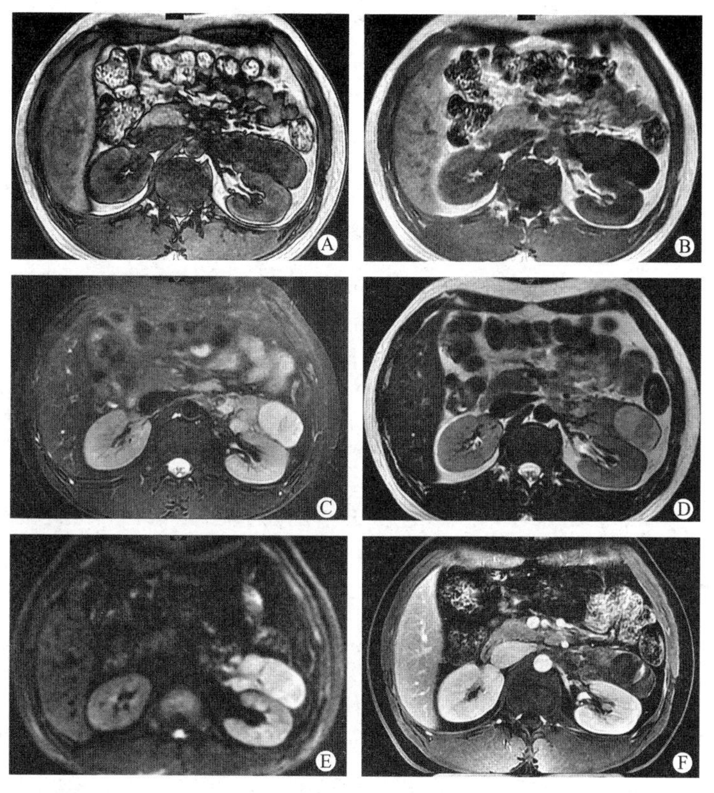

图 21－1　双肾 MRI

A、B：左侧腹膜后可见不规则肿物，呈多结节融合状，T1WI 不均匀稍低及低信号；C、D：T2WI 及 T2WI/FS 呈不均匀中高及高信号；E：DWI 呈较明显高信号；F：增强扫描呈稍低强化，内见少许片状强化。考虑病变内以黏液样成分为主，影像表现可符合节细胞神经瘤或黏液型脂肪肉瘤。

【诊断】

左侧腹膜后肿瘤。

【MDT 目的】

明确肿瘤性质，决定手术方式。

【MDT 查房】

（1）影像科：左侧腹膜后可见不规则肿物，呈多结节融合状，考虑病变内以黏液样成分为主，影像表现可符合节细胞神经瘤或黏液型脂肪肉瘤。

（2）病理科：节细胞神经瘤是一种由相对成熟的节细胞和神经纤维组成的良性肿瘤，又称神经节瘤。大体上可见边界清楚的灰白、灰黄色包块，常有纤维包膜，腹膜后常包膜不完整，切面灰白、灰黄，质韧。镜下可见增生的分化成熟的节细胞弥散或者小簇状小巢状分布于增生的神经鞘细胞及神经纤维中，部分可合并有副神经节瘤或者嗜铬细胞瘤。

（3）泌尿外科：患者相关术前检查已完善，有手术指征，无绝对手术禁忌，术中注意血压变化。

【MDT 执行及随访】

积极术前准备，向患者交待病情及治疗方案后，行 3D 后腹腔镜下左腹膜后肿瘤切除术 + 左输尿管探查术。

术后病理：结节样物一枚，大小 12cm × 8cm × 4.5cm，切面灰白、质韧，半透明富含黏液，局部伴钙化。诊断意见：外周神经母细胞性肿瘤，以节细胞神经瘤为主体，散在数灶可见神经元纤维，其中见散在数灶分布的胞浆透亮的异型细胞，免疫组化染色结果支持合数灶神经母细胞灶，符合节细胞神经瘤（Schwannian 基质优势），盛衰中型。另见少许肾上腺组织。周围见淋巴结 3 枚，呈淋巴结未见转移性肿瘤（0/3）。免疫组化结果显示：7 号切片：NF（基质 2 +），GFAP(−)。

B6 号切片：5-100（3 +），ChrA（3 +），CD56（3 +），

Syno(3+)，NSE(2+)，NF(基质 2+)，AE1（AE3-)，CK18（-)，GFAP(-)，P53(1+)，Ki-67(+，<5%)。

随访 2 年，无复发。

【MDT 点评】

节细胞神经瘤（GN）是起源于交感神经节的原始神经嵴细胞的罕见神经源性肿瘤，为周围神经良性肿瘤，可发生于任何年龄，但以青年、成人较多见。通常起源于脊柱旁的交感神经链，偶尔发生于肾上腺髓质，以后腹膜和后纵隔最常见。文献报道腹膜后区占 32% ~52%，后纵隔占 39% ~43%。该肿瘤无特异性的临床表现，术前诊断较难，常误诊为其他肿瘤。

一项 33 例节细胞神经瘤病例研究发现病灶位于后纵隔者 16 例，腹膜后者 10 例，肾上腺者 4 例，盆腔者 2 例，骶管内 1 例。所有病灶均边界清楚，呈类圆形或不规则形；不规则形肿块多沿周围脏器呈嵌入性生长，邻近大血管被包埋或受压移位为其特征性表现之一。CT 平扫呈低至中等密度，病灶内可见斑点状、沙粒状钙化；MRI 上，T1WI 呈低信号，T2WI 呈不均匀或均匀性高信号；增强扫描动脉期无明显强化，门静脉期及延迟期呈轻度渐进性强化。腹膜后节细胞神经瘤较神经鞘瘤更柔软，因此影像学上表现为沿间隙铸形生长，其形态更不规则，并且节细胞神经瘤内黏液含量更高，部分病例可见典型的“血管漂浮征”。病理学特征大体所见：30 例呈实性肿块，3 例呈囊性肿块；所有病灶均可见完整包膜，表面光滑。切面淡黄、粉白或灰白，质地软。11 例病灶内见钙化，3 例见完全黏液样变。镜下所见：瘤细胞主要由增生的神经鞘细胞、神经纤维组成，束状或波浪状排列呈结节状结构，其内有成片或散在分化成熟的神经节细胞，部分神经鞘细胞黏液变性明显。本例与上述描述基本相符。

目前肾上腺节细胞神经瘤的治疗以手术切除为主，近年来，经后腹腔镜肾上腺肿瘤切除术已经成为治疗肾上腺肿瘤的金标准，目前认为对于直径小于2cm的肿瘤且无症状者，顾及患者的全身状况和意愿可随诊观察或手术治疗。手术切除预后良好。

司占南　张　瑾　吴丽媛　周　全　撰文

宋　刚　邢念增　审校

参考文献

[1] Ichikawa T, OhtomoK, ArakiT, et al. Ganglioneuroma: computed tomography and magnetic resonance features[J]. Br J Radiol, 1996,69:114.

[2] Radin R, David CL, Goldfarb H, et al. Adrenal and extra-adrenal retroperitoneal ganglioneuroma: imaging findings in 13 adults[J]. Radiology, 1997, 202:703.

[3] 矫娜,徐坚民,龚静山,等. 节细胞神经瘤的影像学表现与病理对照[J]. 临床放射学杂志,2014,33(10):1560-1563.

[4] 顾吾立,郑漫漫,刘传现,等. 腹膜后节细胞神经瘤与神经鞘瘤的影像学鉴别[J]. 肝胆胰外科杂志,2022,34(06):366-369,373.

病例 22　节细胞神经瘤Ⅱ

【简要病史】

女，25 岁，主因“发现腹膜后肿瘤，确诊节细胞神经瘤 1 个月”入院。患者 1 个月前出现头皮麻木，外院腹部 MRI 提示：右中下腹实性占位，右肾积水。PET / CT 提示：腹膜后多发软组织结节及肿物，FDG 代谢未见增高，考虑神经源性肿瘤，符合节细胞神经瘤。后行右肾穿刺造瘘术及肿物穿刺活检术，病理结果示：节细胞神经瘤。

【体征】

右肾穿刺造瘘术后，造瘘管引流通畅，尿色淡黄、清亮。

【化验】

血肌酐正常，血常规、肝功能等生化检查未见明显异常。

【辅助检查】

腹部增强 MRI（图 22－1）：①腹膜后不规则形肿物，累及双侧，以右侧为著，最大截面约 6.9cm×5.6cm×10.9cm，边界尚清，T1WI 呈等或低信号，T2WI 及 T2WI/ FS 呈稍高信号，内见多发分隔样低信号，DWI 高信号，增强扫描早期强化不明显，延迟期可见条索样轻度延迟强化，符合节细胞神经瘤；病变包绕、推压右肾动静脉、输尿管及下腔静脉；②右肾造瘘术后，右肾失去正常形态；右肾盂、肾盏扩张，肾皮质变薄，可见 T2WI 及 T2WI/ FS 信号增高影，肾周少量积液，右侧肾上腺正常结构亦显示不清，请结合临床。

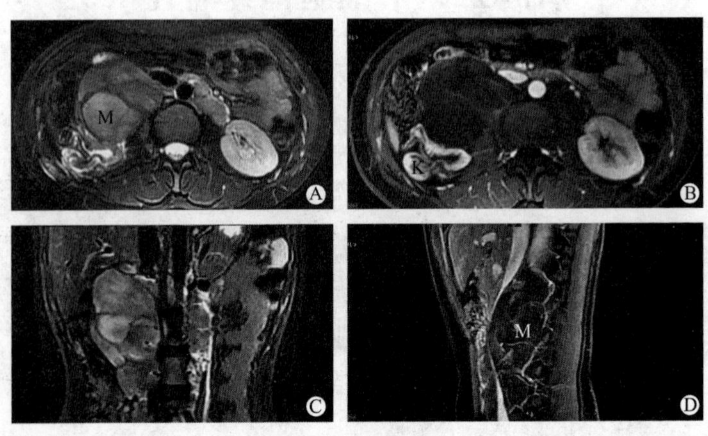

图 22－1 MRI 图像

A、B：MRI 图像，腹膜后多发结节及肿物（字母“M”示），累及双侧，以右侧为著，T2WI/FS 呈不均匀较高信号；C、D：增强扫描强化不明显，右肾积水造瘘术后，皮质变薄，形态不规则（字母“K”示），下腔静脉受压狭窄（字母“V”示），管壁连续性尚可。

病理：（腹膜后）节细胞神经瘤。主要免疫组化染色结果：S－100(3＋)，S0X－10(3＋)，NeuN（节细胞＋)，Ki－67(＜1%＋)。

【诊断】

腹膜后肿物（节细胞神经瘤）

肾积水（右侧）

右肾穿刺造瘘术后

【MDT 目的】

决定治疗方式。

【MDT 查房】

（1）影像科：患者 MRI 提示腹膜后巨大不规则形肿物，累及双侧。

（2）泌尿外科：患者为年轻女性，腹膜后巨大肿物，穿刺活检病理诊断节细胞神经瘤明确，治疗方案可选择手术、放疗或化疗。向患者及家属详细介绍不同的治疗方案及相关风险。若患者同意行腹膜后肿物切除手术治疗，术后根据病理结果决定是否需要进一步放疗或化疗。

【MDT 执行及随访】

积极术前准备，向患者及家属交待病情及治疗方案后，患者及家属拒绝放疗、化疗，要求行手术治疗。行 3D 腹腔镜下腹膜后肿物切除 + 右肾切除术。

术中观察腹膜后数枚结节状肿瘤，大者最大径 11cm，切面灰白、灰黄，质韧。术后病理：①（右肾动脉旁淋巴结）节细胞神经瘤；②（腹膜后肿瘤盆腔肿瘤及右肾）节细胞神经瘤；肾积水，伴肾实质萎缩；输尿管及肾周脂肪未见异常。

本病例手术难度较大，手术时间较长，肿瘤难以一次切除完全，继续手术风险较高，拟行二期手术处理左侧肿瘤。

右肾切除术后 2 月复查腹部及盆腔 MRI（图 22－2）：右肾术后缺如，术区可见积液，未见明确肿物。左侧腹膜后异常信号肿物，大小约 3.9cm × 1.6cm，T1WI 稍低信号，T2WI/ FS 稍高信号，DWI 略有扩散受限，增强扫描强化不明显，考虑肿瘤残存；腹腔、腹膜后未见明确肿大淋巴结；双侧附件见多发囊状结节异常信号影，T2WI/ FS 呈高信号，左侧较大囊肿内见 T2WI/ FS 低信号，DIWI 呈高低混杂信号，增强扫描较大囊肿壁见明显强化，内见结节样强化，大小约 2.5 cm × 2.2cm，囊腺瘤伴出血与节细胞神经瘤转移待鉴别；余囊状结节未见明显强化，倾向良性，生理性改变可能大。

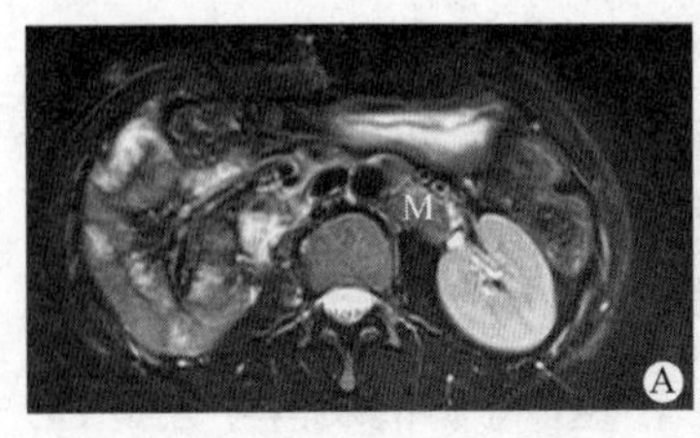

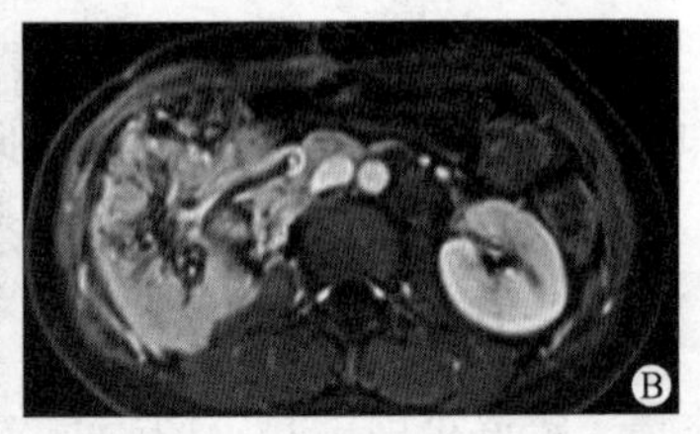

图 22 - 2　MRI 图像

A：右肾术后缺如。左侧腹膜后异常信号肿物（字母“M”示），与术前片相仿，T2WI/ FS 稍高信号；B：增强扫描强化不明显，考虑肿瘤残存。

后行 3D 腹腔镜下左侧腹膜后肿物切除术，腹膜后肿瘤大体呈结节数枚，大者最大径 4.5cm，切面灰白、灰黄，质韧。术后病理示：（腹膜后肿物）节细胞神经瘤。肿瘤呈多灶，最大径 0.8 ~ 4.5cm。周围淋巴结可见肿瘤转移（4/18）。

随访 1 年，未见复发。

【MDT 点评】

节细胞神经瘤（GN，ICD - 0 编码：9490/0）起源于交感神经节的原始神经嵴细胞，是一种周围神经良性肿瘤，临床上较少见。所有年龄均可以发病，但以儿童和青壮年为主。GN 常见于腹膜后及后纵隔两个部位，少数可发生于肾上腺、颈部等部位。该病发展较为缓慢，早期一般无明显临床症状，多为体格检查或其他疾病检查时偶尔发现。

后期瘤体增大可压迫周围组织。来源于腹膜后的 GN 往往体积较大，原因是腹膜后空间较大，有利于肿瘤生长，大多数患者就诊时瘤体已较大。

GN 大体肿瘤多为单发，少数为多发或伴发神经纤维瘤病。肉眼见肿瘤呈结节状，境界清楚，发生于腹膜后者常无完整包膜，肿瘤质地硬韧，最大直径可达 10cm，切面灰白、灰黄色，部分区域呈编织状或漩涡状。镜下形态：肿瘤由神经节细胞、增生的神经鞘细胞和神经纤维构成；分化成熟的神经节细胞弥散或丛状分布于神经纤维束之间，可见神经鞘细胞和胶原纤维混杂其中。瘤组织的成熟神经节细胞体积大，呈多角形，常可见伸长轴突和树突，胞质红染，核大，圆形，染色质均细，核仁明显，是本瘤的特征性细胞。肿瘤免疫组化：NSE、Syn、CgA、S－100 阳性。

腹膜后 GN 由于生长缓慢，临床症状无特异性，术前诊断较为困难，需要结合临床病史、实验室检查以及影像学表现，才能做出正确诊断。GN 的 CT 主要表现为低密度肿块，内可见分散的针尖样钙化，增强扫描动脉期无或轻度强化，静脉期、延时期可呈渐进性不均匀缓慢条带状、结节样强化。MRI 的图像中，T1WI 常呈较均匀的低信号，T2WI 呈中高信号。有些 GN 在 T2WI 上高信号区内可见曲线样、漩涡样低信号带，即“漩涡征”，这是肿瘤内不规则排列的雪旺细胞带和胶原纤维结构形成的。MRI 增强扫描与 CT 增强方式具有一致性，也表现为延迟强化。GN 的影像学表现具有一定的特征，且肿瘤部位、形态、短长径比、有无囊变坏死、与周围血管及椎间孔的关系、动静脉期强化水平等特征差异有助于术前鉴别诊断，为制订手术方案提供重要参考。

王一凡　王明帅　张　瑾　梁　晶　周　全　撰稿
宋　刚　邢念增　审校

参考文献

[1] Shen Y, Zhong Y, Wang H, et al. MR imaging features of benign retroperitoneal paragangliomas and schwannomas[J]. BMC Neurol, 2018, 18(1):1.

[2] Scherer A, Niehues T, Engelbrecht V, et al. Imaging diagnosis of retroperitoneal ganglioneuroma in childhood[J]. Pediatr Radiol, 2001,31:106 - 110.

[3] Zhang Y, Nishimura H, Kato S, et al. MRI of ganglioneuroma: histologic correlation study[J]. Comput Assist Tomogr, 2001,25:617 - 623.

病例23　节细胞神经母细胞瘤

【简要病史】

男，42岁，主因“右侧肾上腺肿瘤切除术后5年，发现右肾上腺区肿物2个月”入院。患者5年前行右侧肾上腺肿瘤切除术，术后病理为“节细胞神经母细胞瘤”。无高血压、肉眼血尿，无发热，无尿频、尿急等不适。

【体征】

无明显阳性体征。

【化验】

血常规、肝肾功能、肾上腺功能等检查未见明显异常。

【辅助检查】

肾上腺增强MRI（图23－1）：右肾上腺术后，腹膜后右肾上腺区、胰头周围、下腔静脉周围、右肾上极可见多发结节及肿物，部分呈融合状，最大横截面约5.1 cm×4.1cm，T1WI呈略低信号，反相位未见明确信号减低，T2WI及T2WI/ FS呈中高信号，DWI呈高信号，增强扫描可见不均匀明显强化，胰头及下腔静脉受压改变，考虑肿瘤复发可能性大。

腹部及盆腔增强CT（图23－2）：①右肾上腺术后，腹膜后右肾上腺区、右肾静脉周围、下腔静脉周围、右肾可见多发结节及肿物，部分呈融合，最大横截面约7.0 cm×4.5cm，增强扫描不均匀中度强化，局部贴邻胰头部、肝脏，同前相仿，考虑肿瘤复发可能性大；②腹盆腔、腹膜后及腹股沟区未见明确肿大淋巴结。

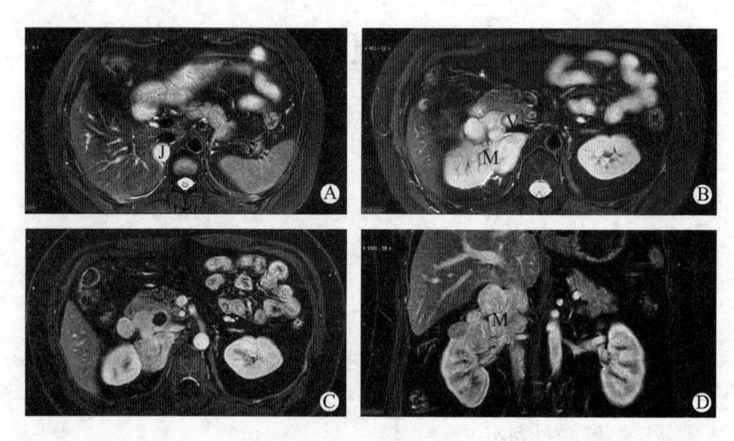

图 23－1　MRI 图像

A、B：腹膜后、右肾上腺区多发结节及肿物（字母“M”示），部分呈融合状，T2WI/FS 呈不均匀较高信号，增强扫描强化较明显；C、D：下腔静脉受压狭窄（字母“V”示），病变与胰头及肾脏上极关系密切，可见一单发病灶位于肝裸区下腔静脉后方（字母“J”示）。

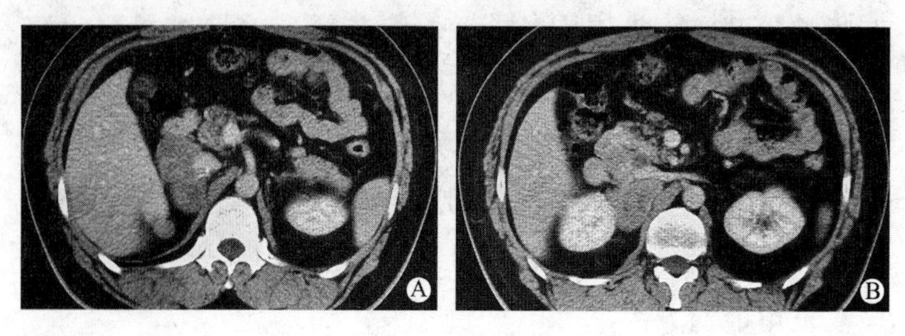

图 23－2　CT 图像

腹膜后、右肾上腺区多发结节及肿物，轻度尚均匀强化，边界清楚，下腔静脉受压狭窄。

病理（病理切片）：右肾上腺肿物：节细胞神经母细胞

瘤。免疫组化结果显示：Vimentin(－)、NeuN（个别＋)、CD56(＋)、SSTR2(＋)、Syno(＋)、S－100(－)、Ki－67(10%＋)、ChrA(＋)。

【诊断】

腹膜后肿物（右肾上腺区）

右侧肾上腺嗜铬细胞瘤术后

【MDT 目的】

明确腹膜后肿物性质，决定治疗方案。

【MDT 查房】

（1）影像科：患者右肾上腺肿瘤术后，腹膜后多发结节及肿物，部分呈融合，增强扫描不均匀中度强化，局部贴邻胰头部、肝脏，考虑肿瘤复发。

（2）泌尿外科：目前考虑患者肿瘤复发，可行手术治疗。

【MDT 执行及随访】

向患者及家属交待病情及治疗方案后，积极术前准备，行机器人辅助腹腔镜右侧腹膜后肿瘤及右肾切除术。

腹膜后肿瘤大体呈多结节状，最大径 8cm，切面灰白、灰黄，质软。术后病理：右腹膜后肿瘤及右肾：结合形态及免疫组化结果，符合节细胞神经母细胞瘤，混合型；肿瘤最大直径 8cm，累及肾实质和肾窦脂肪，未累及肾盂；未见明确脉管瘤栓及神经侵犯：周围肾组织未见明显异常：输尿管切缘及血管切缘未见癌。淋巴结未见转移性肿瘤（0/1），肾周淋巴结 0/1。免疫组化结果显示：AE1/AE3(－)，CD56(3＋)，ChrA(2＋)，Syno(3＋)，S-100(－)，Ki-67（＋15%)，PAX8(－)，PAX2(－)，CD10(－)，GFAP(－)，NF(－)，

NSE(-)，CD34(-)。

术后3个月复查腹部及盆腔增强CT（图23-3）：右肾上腺术后，右肾上腺区见一稍低密度影，大小约2.6cm×2.3cm，边界较清，请结合临床；右肾术后缺如，术区肠管占据，局部可见小结节，约0.8cm，请随访。

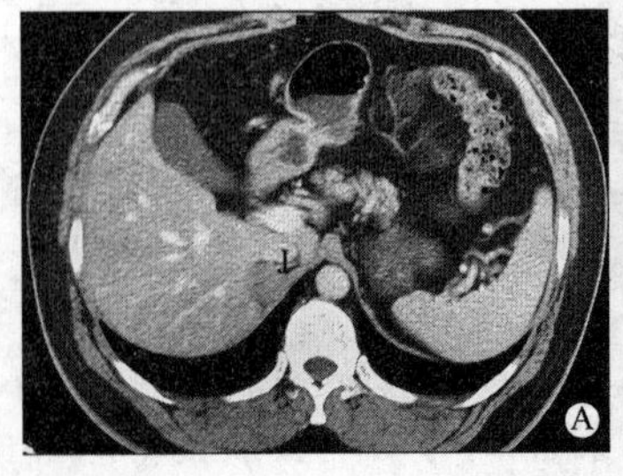

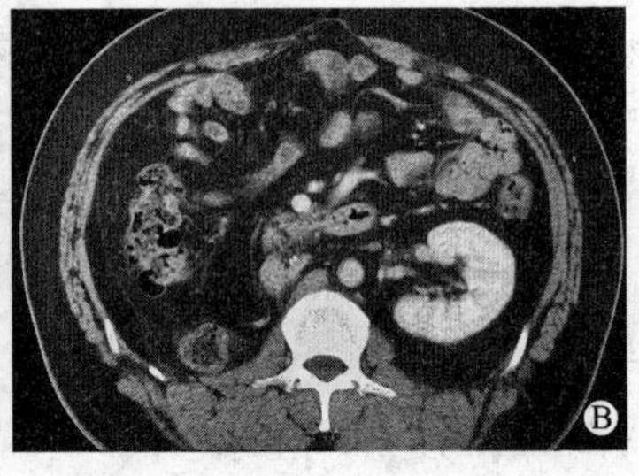

图23-3　CT图像

右肾缺如，肝裸区下腔静脉后方可见一稍低强化结节（字母“J”示），考虑残存肿瘤。

术后腹部增强MRI（图23-4）：右侧肾上腺区、肝右后叶内侧结节，邻近下腔静脉，大小约2.4 cm×2.0cm，T1WI呈略低信号，反相位未见明确信号减低，T2WI及T2WI/ FS呈中高信号，DWI呈高信号，增强扫描可见不均匀明显强化，请结合临床。右肾及右肾上腺术后：右肾术后缺如，术床区被肠管填充，局部可见条索影。

考虑手术区域粘连严重，暂未手术治疗。3个月后行机器人辅助腹腔镜下肾上腺肿瘤切除术，术后病理：“右肾及右肾上腺术后”结合病史、形态及免疫组化结果，符合节细胞神经母细胞瘤。另见少许粘连的肝组织及肾上腺组织。肿瘤旁淋巴结未见转移（0/1）。免疫组化结果显示：Syno(3+)，ChrA(3+)，Ki-67(密集区+10%)，

·笔记·

NSE(1+), GFAP(1+), S-100(个别+), NeuN(-), Inhibin(-), AE1/AE3(-), Hepatocyte(-), LCA(-)。

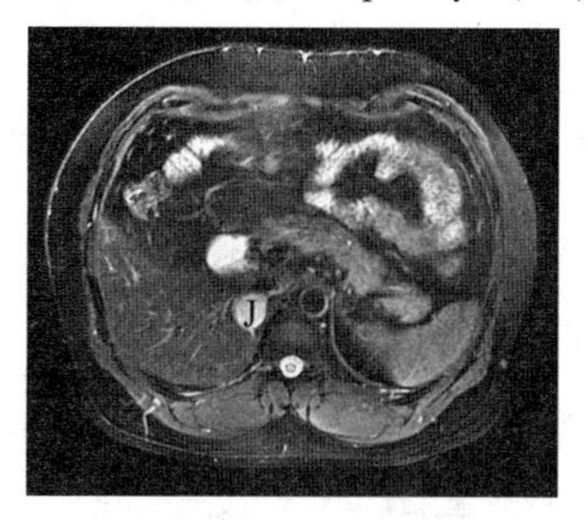

图 23-4 MRI 图像

术后 MRI 图像：肝裸区下腔静脉后方可见一结节（字母“J”示），T2WI/FS 呈较高信号，与术前片相仿，考虑残存肿瘤。

随访 4 个月，未见复发。

【MDT 点评】

神经母细胞瘤（ICD-0 编码：9500/3）是来源于肾上腺髓质和交感神经链中原始神经细胞的恶性肿瘤。最常发生于婴幼儿。80% 患者年龄在 5 岁以下，成人罕见。发病部位以肾上腺最常见，其次为腹膜后、后纵隔及头颈部，四肢、盆腔少见。本病恶性度高，早期即可发生肝、骨和淋巴结转移。Shimada 等人将其分为三大类：神经母细胞瘤、节细胞神经母细胞瘤和神经节瘤。

节细胞神经母细胞瘤（GNB ICD-0 编码：9490/3）是一种包含原始神经母细胞和成熟神经节细胞的复合肿瘤。它是一种恶性肿瘤，但侵袭性不如神经母细胞瘤。节细胞神经母细胞瘤起源于神经嵴的原始神经外胚层细胞，在胚胎期迁移，产生交感神经节和肾上腺髓质。节细胞神经母细胞瘤是神经母细胞瘤的一个亚组，具有明显的成熟神经节细胞分化，通常位于肾上腺（最常见的部位），但也见于后纵隔、腹膜后和脑。本病多见于年龄较大儿童，成人发病极为罕见。英文文献中仅报道 16 例成人肾上腺节细胞神经母细胞瘤。

GNB 常发生在肾上腺髓质、腹膜后及后纵隔。临床表现通常为腹部包块、腹痛、发热、消瘦等，部分患者可因肿瘤分泌儿茶酚胺及其衍生物而出现高血压、腹泻、Cushing 综合征、巩膜异色、Horner 综合征等。

GNB 大体肿瘤多为圆形或梨形，最大直径可达 10cm 以上，表面平滑，包膜完整，切面的颜色和质地依瘤细胞和神经纤维的比例不同而各异。瘤细胞丰富者：质软，色红，呈鱼肉样，可有出血坏死。瘤细胞少而神经纤维丰富者：质地硬，灰白色或灰黄色，可有小囊及钙化灶。镜下形态肿瘤由神经母细胞及不同分化程度的神经节细胞、增生的神经鞘细胞及神经胶质纤维组成。肿瘤中神经母细胞与节细胞的比例依分化程度而变化。分化高者节细胞较多且成熟度高，其间有神经母细胞小灶；分化低者以神经母细胞为主，内见分化较差的神经节细胞。肿瘤免疫组化：NSE、Syn、CgA、S-100 阳性。

GNB 是一种低度恶性神经嵴来源肿瘤，其 CT 表现符合神经来源肿瘤的特点。CT 平扫多表现为单个大分叶低密度肿块，包膜或假包膜完整，内密度不均，大小不一的低密度囊性坏死区，特征性散在或聚在的钙化灶。造影增强扫描，大部分肿块增强不均匀。动脉期瘤体实质部分强化明显，静脉期实质部分持续强化。囊性坏死区未见强化，假包膜可见强化。在某些情况下，肿瘤周围或肿瘤体内可见成簇的、线状的血管阴影，说明肿瘤血供丰富。GNB 的影像学表现具有一定特征性，对本病的诊断具有一定价值。

王一凡　王明帅　张　瑾　梁　晶　周　全　撰稿

宋　刚　邢念增　审校

参考文献

[1] Elena Bolzacchini, Barbara Martinelli, Graziella Pinotti. Adult onset of ganglioneuroblastoma of the adrenal gland: case report and review of the literature[J]. Surg Case Rep, 2015, 1: 79.

[2] 孙雪峰，袁新宇，杨梅，等. 儿童腹膜后节细胞神经母细胞瘤与神经母细胞瘤的 CT 影像鉴别诊断[J]. 中华放射学杂志，2012, 10: 907 – 911.

[3] Maris JM. Recent advances in neuroblastoma[J]. N Engl J Med, 2010, 23: 2202 – 2211.

[4] Tateishi U, Nishihara H, Watanabe S, et al. Tumor angiogenesis and dynamic CT in lung adenocarcinoma: radiologic – pathologic correlation[J]. J Comput Assist Tomogr, 2001, 1: 23 – 27.

病例 24　孤立性纤维性肿瘤

【简要病史】

女，56 岁，主因“发现左侧腹膜后肿瘤 8 月余，介入栓塞化疗后 2 个月”入院。

【体征】

腹部膨隆，触诊质稍韧，无压痛反跳痛。

【化验】

术前 Scr：153μmol/L。

术后 Scr：167μmol/L。

肾上腺功能检查未见异常。

【辅助检查】

PET/CT：左侧腹膜后肿瘤（19.9cm × 18.5cm × 21.3cm），首先考虑左肾来源恶性病变伴双肺多发转移可能性大，胰腺钩突部不除外转移瘤（1.4cm）。

左肺上叶穿刺病理：左肺上叶穿刺病理示考虑间质源性肿瘤，低度恶性，鉴于临床肿瘤体积大且肺等多处转移，不排除恶性孤立性纤维性肿瘤。我院病理会诊结果：左肺短梭形细胞肿瘤，核分裂象 2 个/10HF。首先考虑为孤立性纤维性肿瘤，建议免疫组化染色明确类型。

腹部 CT：左侧腹膜后可见囊实性占位，大小约 21cm × 18.3cm × 21.4cm，考虑恶性，肝囊肿，双肺转移结节。

·笔记·

腹部MRI（图24-1）：左侧上腹部巨大囊实性肿物，约21.2cm×14.0cm×22.7cm，呈多房囊实性，边缘尚清，向下推压左肾，局部与左肾分界不清，左侧肾上腺显示不清，向前推压胰腺、脾动脉、脾脏，实性成分TIWI/DUAL低信号，T2WI/FS中高信号，DWI明显扩散受限，增强扫描明显早期强化，并呈持续强化。MRA：腹主动脉受压向右偏移，腹腔干发出脾动脉，被肿物向前推压，似发出分支供应肿物。左肾动脉发出3分支供应左肾。胰头钩突部可见类圆形结节，边缘稍模糊，约1.5cm×1.4cm，T1WI/DUAL等信号，T2WI/FS等信号，DWI明显扩散受限，增强扫描明显均匀持续强化。考虑：①左侧腹膜后肿物，考虑为恶性可能性大，左肾上腺嗜铬细胞瘤？腹膜后副节痛瘤？左肾透明细胞癌？间叶肿瘤？建议活检；②胰头钩突部结节，考虑恶性可能性大，转移？神经内分泌肿瘤？③扫描范围内右肺下叶转移瘤可能性大，左侧胸腔积液，建议结合CT。

胸腹盆腔CT：左侧腹膜后可见巨大囊实性肿物，最大横截面约22.9cm×15.0cm，边界尚清晰，其内大片状无强化低密度区，周围实性成分及分隔可见明显强化，考虑：①左侧腹膜后囊实性肿物，考虑恶性，请结合穿刺；②双肺多发转移瘤；③胰头钩突部强化结节，肝脏门脉左支旁稍低密度结节，随诊。余肝脏多发囊肿。

【诊断】

左侧腹膜后巨大肿瘤（介入栓塞治疗后）

胰腺占位（转移瘤？）

左侧锁骨上区肿大淋巴结

高血压病

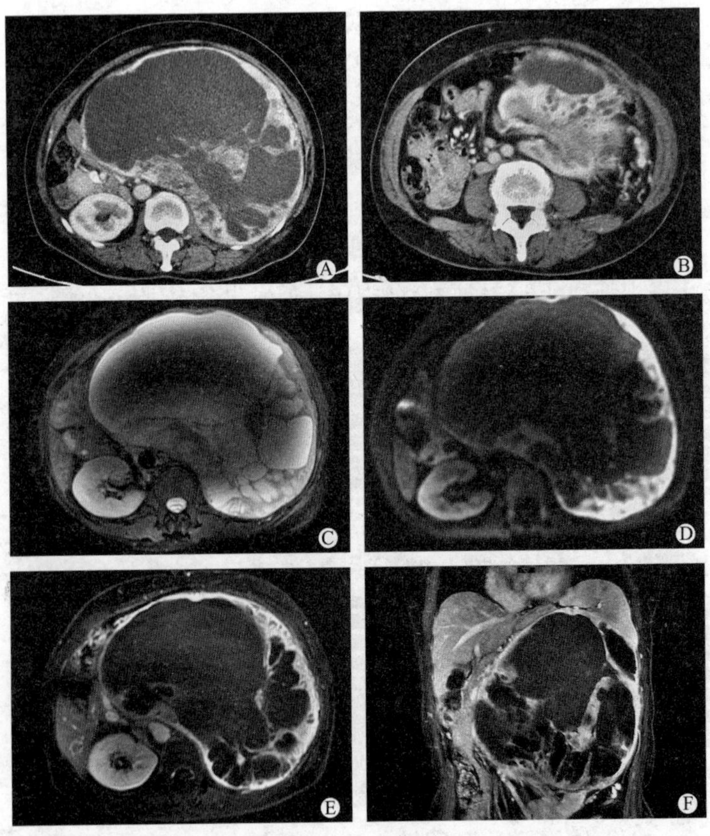

图 24-1　MRI 图像

A、B：肾脏 CT 及 MRI 示：腹膜后偏左侧可见巨大囊实性肿物，CT 扫描示实性区增强扫描呈中度强化，囊性区边界尚清；C：MRI 示 T1WI 呈不均匀稍低及低信号，考虑囊内出血，T2WI 囊性区高信号，实性区等信号；D：DWI 实性区呈较明显高信号；E、F：增强扫描实性区较明显强化，囊性区未见强化。

【MDT 目的】

明确肿瘤性质及治疗方案。

【MDT 查房】

（1）影像科：腹膜后偏左侧可见巨大囊实性肿物，CT

扫描示实性区增强扫描呈中度强化，囊性区边界尚清。MRI 示 T1WI 呈不均匀稍低及低信号，考虑囊内出血，T2WI 囊性区高信号，实性区等信号，DWI 实性区呈较明显高信号，增强扫描实性区较明显强化，囊性区未见强化。

（2）病理科：孤立性纤维性肿瘤是一种 $CD34^+$ 的纤维母细胞性的间叶性肿瘤。经典型可见交替分布的细胞稀疏区和丰富区，细胞短梭形和卵圆形，细胞间可见形状不一的胶原纤维，细胞排列杂乱无结构模式似卵巢间质，也可呈席纹状或条束状，可出现黏液变性，间质血管丰富，血管壁可见玻璃样变，可见鹿角样血管。

（3）泌尿外科：肿物巨大，注意术中仔细操作，完整切除，保护周围脏器，监测血压变化。

【MDT 执行及随访】

积极术前准备，向患者交待病情及治疗方案后，行左侧腹膜后巨大肿瘤切除 + 左肾切除 + 胰尾切除术。

术后病理：腹膜后巨大肿瘤和左肾及部分胰尾（缝线处为胰腺）、（部分胰尾及肿物）腹膜后间叶来源梭形细胞肿瘤，伴坏死及囊性变。结合病史、形态及免疫组化染色，考虑为恶性孤立性纤维性肿瘤。肿瘤最大径 20cm，胰腺表面可见肿瘤播散灶。肿瘤累及肾被膜，未累及肾实质、肾上腺及胰腺组织。输尿管切缘、胰腺切缘及肌肉切缘未见肿瘤。免疫组化结果显示：AE1/AE3（－），CR（－），Inhibin（－），CD34（－），Desmin（－），EMA（－），Ki－67（＋10%），S－100（－），SMA（－）. CD117（－），DOG1（－）。未显示 KRAS 基因第 2、3 和 4 号外显子突变；未显示 BRAF 基因第 15 号外显子突变；未显示 NRAS 基因第 2、3 和 4 号外显子突变；

·笔记·

未显示 PIK3CA 基因第 9、20 号外显子突变。另：未显示 ALK、ROS1、RET、FGFR、NTRK 基因易位，未显示 HER2、CMET 基因突变，未显示 CMET 基因扩增，未显示 EGFR 突变。提示：本病例肿瘤比例约 90%，测序深度为 2592。本检测使用 DNA 测序分析，该方法对易位与扩增的检测敏感性和特异性可能会受到肿瘤细胞含量、肿瘤异质性及 DNA 质量等的影响，存在一定局限性。

【MDT 点评】

孤立性纤维性肿瘤（SFT）是目前公认为起源于表达 CD34 抗原的树突状间质细胞的罕见软组织肿瘤，因其病理类型特殊，发病率极低，术前诊断困难，肿瘤多为良性，恶性病变更为罕见。SFT 多见于胸部，既往研究常分为胸膜 SFT 与胸膜外 SFT 分别探讨其影像学表现，而恶性 SFT 的影像学表现多见于个案报道。

SFT 应注意与以下肿瘤鉴别：①单相型滑膜肉瘤：梭形瘤细胞形态较一致，呈束状、片状排列，可呈血管外皮瘤样结构，免疫组织化学 Vim、CK、EMA 均阳性，CD99、Bcl-2 也常表达，STAT6、CD34 一般阴性，常可检测到 SYT-SSX 融合基因；②纤维肉瘤：肿瘤细胞异型性明显，呈鱼骨状排列，免疫组织化学 STAT6、CD34、CD99、Bcl-2 均阴性；③恶性外周神经鞘瘤：纤维肉瘤样密集束状排列的梭形细胞肿瘤，可见细胞稀疏区和细胞丰富区、血管外皮瘤样区域，但瘤细胞间无胶原纤维，免疫组织化学 S-100，良恶性 SFT 的影像学表现有一定的特征，出现侵袭性生长为恶性 SFT 影像诊断的可靠征象。MRI 出现 T1WI 或 T2WI 呈等、低信号的实质部分明显强化征象有助于 SFT 的诊断，最终确诊依靠病理检查。

SFT 的临床及病理特点：SFT 是一种少见的梭形细胞软组织肿瘤，1931 年 Klomperer 与 Rolin 将其描述为独立病种。SFT 多为良性，边界较清，可以有完整的包膜，主要由梭形细胞及胶原纤维构成，肿瘤内血管丰富。CD34 是 SFT 最重要的特异性标志物，早期研究发现 CD34 抗原均呈阳性，随着免疫组化的发展，目前报道其阳性率为 79% ~100%。

SFT 预后不良，易复发及转移，根治性切除是主要治疗手段，对于无法完整切除的肿瘤或具有高增殖指数的肿瘤，术后还应辅以放疗并长期随访。对切缘未净、发生多发转移、丧失手术机会的患者，临床尝试辅以放疗/化疗、靶向药等联合，取得的效果不一。有研究证实阿霉素、舒尼替尼、伊马替尼、替莫唑胺和贝伐单抗应用于孤立性纤维性肿瘤有效果。2017 年 Boothe 等首次报道了使用抗 PD－1 治疗伴全身多发转移的难治性 SFT 的成功案例，患者原发灶及多处转移灶均进行性缩小乃至消失，病情稳定，治疗期间未发生显著的不良反应，抗 PD－1 疗法也许能为 MSFT 患者带来一线曙光。

司占南　张　瑾　吴丽媛　周　全　撰文

宋　刚　邢念增　审校

参考文献

[1] 孙毅，谢丽响，胡春峰，等．良恶性孤立性纤维性肿瘤的影像学

表现[J]. 中国医学影像学杂志,2015,23(06):461－465.

[2] 梁辉清，关玉宝，曾庆思，等．胸膜孤立性纤维瘤的多层螺旋CT表现与病理特征[J]. 中国医学影像学杂志，2012，20(7)：499－501.

[3] 董继永，杨本涛，张武，等．眼眶孤立性纤维瘤的MRI诊断[J]. 中华放射学杂志，2012，46(3)：230－233.

[4] Harrison－Phipps KM, Nichols FC, Schleck CD, et al. Solitaryfibrous tumors of thepleura: results of surgical treatment and long－term prognosis[J]. J Thorac Cardiovasc Surg, 2009, 138(1): 19－25.

[5] Kim HJ, Kim HJ, Kim YD, et al. Solitary fibrous tumor of the orbit: CT and MR imaging findings[J]. Am J Neuroradiol, 2008, 29(5): 857－862.

[6] 杨晓锋，吴凡，方春．孤立性纤维瘤的多层螺旋CT征象及病理特征[J]. 中国医学影像学杂志，2013，21(9)：710－714.

[7] 徐园园,毛荣军,曾敏,等.6例恶性孤立性纤维性肿瘤的临床病理特征[J]. 临床与病理杂志,2020,40(04):1051－1057.

[8] Boothe JT, Budd GT, Smolkin MB, et al. Durable Near－Complete Response to Anti－PD－1 Checkpoint Immunotherapy in a Refractory Malignant Solitary Fibrous Tumor of the Pleura[J]. Case Rep Oncol,2017,10(3):998－1005.

病例 25　肾上腺皮质腺癌 I

【简要病史】

男，65 岁，主因“体检发现右肾上腺肿瘤 1 个月”入院。患者 1 个月前体检 B 超发现右侧肾上腺区肿瘤，伴血压升高，血压最高可达 180/110mmHg，无头晕、头痛，无尿频、尿急、尿痛、尿量增多，无四肢乏力，无发热。为进一步诊治来我院就诊，肾上腺 MRI 发现右侧肾上腺肿物。近 1 个月来口服盐酸酚苄明片，10mg bid。

【体征】

无阳性体征，腹部未触及肿块。

【化验】

血常规、肝功能等生化检查未见明显异常。

皮质醇：572nmol/L。

【辅助检查】

肾脏 MRI（图 25－1）：右肾上腺肿物，大小约 7.8cm×8.6cm，T1WI 呈等低混杂信号，反相位未见明确信号减低，T2WI/FS 呈中高－高混杂信号，DWI 呈不均匀高信号，增强实性成分呈明显强化，内部局部见无强化低信号区。肝脏、肾脏呈受压改变。左侧肾上腺外侧肢见结节影，大小约 1.5cm×1.7cm，T1WI 呈中等信号，反相位可见信号明显减低，T2WI 呈略高信号，增强扫描可见不均匀强化。

·笔记·

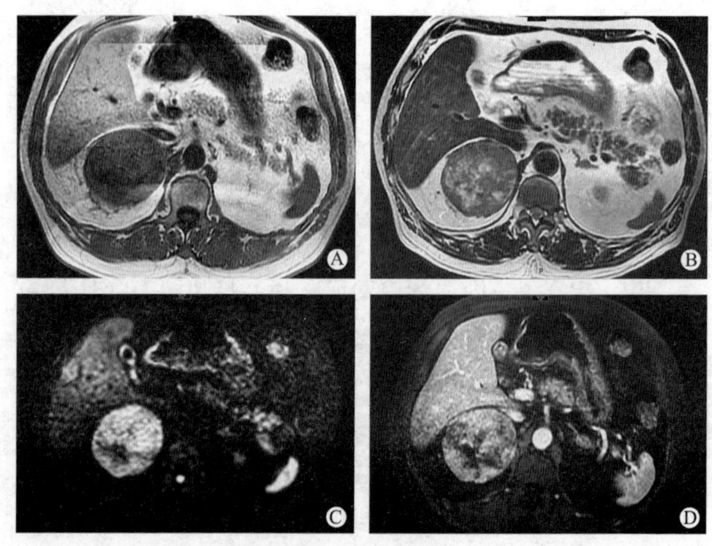

图 25－1　肾脏 MRI

A：右侧肾上腺实性为主肿物，内见少许不规则坏死区，T1WI 等信号为主；B：反相位未见明显信号减低，T2WI 稍高信号，内见少许不规则高信号区；C：DWI 较明显高信号；D：增强扫描囊壁及分隔可见强化。可符合肾上腺皮质来源肿瘤。

【诊断】

右肾上腺皮质癌

左肾上腺腺瘤

【MDT 目的】

患者右肾上腺肿物不规则，囊实性，皮质癌与嗜铬细胞瘤、神经源性肿瘤待鉴别。需要明确肿瘤性质，决定手术方式。

【MDT 查房】

（1）影像科：符合肾上腺皮质来源肿瘤。

（2）病理科：肾上腺皮质癌病理特征为，肿瘤排列呈宽梁状、大巢状或实性，周围常有厚的纤维包膜，少数排列呈假腺样。癌巢被周围纤维组织分割，常伴坏死和血管侵犯。肿瘤细胞胞浆丰富，呈嗜酸性，细胞核较大，Fuhrman 分级常≥3 分，可见多少不等的瘤巨细胞。

（3）泌尿外科：患者肾上腺肿物，术中注意患者血压波动。

【MDT 执行及随访】

积极术前准备，向患者交待病情及治疗方案后，行 3D 腹腔镜下右侧肾上腺肿瘤切除术。

术后病理：（右肾上腺肿瘤）肾上腺皮质来源肿瘤，最大径 8cm，肿瘤弥漫生长，细胞中度异型，透明细胞成分约 5%，核分裂象易见，伴片状坏死，局灶可疑包膜侵犯，考虑为肾上腺皮质癌，请进一步结合临床。免疫组化结果显示：AE1/AE3（灶 +），CD56(3 +)，ChrA(−)，Ki − 67(+ ,5%)，Syno(2 +)，TTF-1(−)，CD34(显示血管)，Melan − A(3 +)，NSE(−)。

随访 2 年，未见复发。

【MDT 点评】

肾上腺皮质腺癌（ACC）是一种起源于肾上腺皮质腺上皮的恶性肿瘤，发病率为（0.5 ~ 2）/100 万，好发于 5 岁以下儿童和 40 ~ 50 岁成人，女性发病率高于男性。ACC 临床表现主要取决于内分泌功能和体积，45% ~ 60% 的肿瘤为功能性，常表现为高血压、向心性肥胖及糖尿病等，而无功能性者则表现为腰腹部不适或疼痛、腹部肿物等。其诊断依赖于组织学和免疫组化，并结合影像学和临床资料综合判断。因此，术前影像学检查对治疗方案选择及术后病理诊断具有重要的参考价值。国内有关 ACC 的影像学报道较少，且大多数为 CT 诊断研究，已有报道显示，ACC 特征性影像学表现为体积较大、形态不规则、包膜结构、星芒状囊变区或瘢痕组织等。Kerollos 等分析研究 1978 ~ 2013 年有关 ACC 的文献，结果显示大多数患者就诊时其肿瘤直径 >6cm，10cm 以上者并不罕见。沃方明研究 21 例，其中 57.1% 的 ACC 直径 >10cm，76.2% 肿瘤呈分叶状改变。本例肿瘤符合以上特征。肿瘤的恶性程度高，生长迅速，且向各方向生长速度不一致，加之腹膜后空间较大，故 ACC 的体积多较大、形态多不规则。ACC 虽为上皮来源性恶性肿瘤，但以膨胀性生长方式为主。肿瘤边缘的包膜结构为肾上腺包膜扩展而形成。MRI 的 T1WI、T2WI 上包膜结构均呈等信号，与肿瘤组织的 T1WI 低、T2WI 高信号不同，较 CT 平扫、PET /CT 检查易于判断。包膜结构组织较致密，表现为延迟性强化，故在增强扫描延迟期显示最佳。ACC 坏死区域内含大量细胞碎屑、水和出血的混合物，少数含有脂质，形成豆渣样结构，这些坏死组织很少液化，因此多数瘤体内仅有小片的囊变区。少数肿瘤坏死可相对彻底，形成假囊肿样表现，但内壁多有附壁结节样改变。

病理学上 ACC：切面灰白、灰黄色，伴出血、坏死囊性变，瘤体直径 7 ~ 16cm，平均约 10cm。皮质腺瘤：切面呈金黄色，直径通常 <4.0cm。ACC 镜下最常见的组织学特征是片状、巢团状或腺泡状排列的瘤细胞被纤细的血窦样腔隙分割，部分间质纤维化显著，胞质嗜酸性，形态学与肝细胞癌较难鉴别。可见大片或灶性坏死，核分裂象在同一肿瘤不同区域差异较大；瘤细胞形态可温和，个别病

例胞质嗜酸性显著，亦可以怪异型大细胞为主，呈高级别核，甚至伴肉瘤样分化，间质可出现黏液样变，可见脉管内瘤栓或包膜累犯。当遇到腹膜后或肾上腺巨大肿块，应首先排除肾上腺癌。SF－1，α－inhibin 和 Melan－A 均阳性提示其为肾上腺皮质起源，Syn 和 CD56 阳性也提示皮质起源可能。ACC 中 Ki－67 增殖指数明显高于皮质腺瘤，网状结构评分明显高于皮质腺瘤，联合 Ki－67 增殖指数与网状纤维染色可与皮质腺瘤进行鉴别。

司占南　张　瑾　吴丽媛　周　全　撰文
宋　刚　邢念增　审校

参考文献

[1] 岑峰,张锋玫,覃求,等. MSCT 对肾上腺不典型嗜铬细胞瘤与皮质癌的鉴别诊断价值[J]. 医学影像学杂志,2015,25(7):1228－1232.

[2] Nains KN,Kanthan R. Diagnostic and prognostic features in adre－nocortical carcinoma:a single institution case series and review of the literature[J]. World J Surg Oncol,2015,13:117.

[3] 沃方明,王玉涛,张建,等. 肾上腺皮质癌的 CT、MRI 及 PET/CT 表现[J]. 医学影像学杂志,2018,28(06):993－996,1000.

[4] 张鑫,方三高,石海燕,等. 肾上腺皮质癌 19 例临床病理特征[J]. 临床与实验病理学杂志,2021,37(05):591－593.

病例 26　肾上腺皮质腺癌Ⅱ

【简要病史】

女，69 岁，主因“发现腹膜后肿物 1 年”入院。患者 1 年前因乳腺癌行手术治疗，术后化疗，检查发现左腹膜后肿物，未治疗。随访中 MRI 提示“左侧腹膜后含脂肪肿物”，较以前腹部 CT 图像增大，考虑为恶性间叶源性肿瘤可能性大”。患者无肉眼血尿，无高血压，无发热，无尿频、尿急、尿痛。

【体征】

无阳性体征，腹部未触及肿块。

【化验】

血常规、肝功能等生化检查未见明显异常。

皮质醇：461nmol/L。

【辅助检查】

腹部强化 MRI（图 26－1）：①左侧腹膜后可见类圆形肿物，边缘清晰，约 5.9cm×5.7cm，T1WI/DUAL 等信号，反相位内似见小片状信号略减低，T2WI/FS 呈混杂稍高信号，肿物边缘似可见片状 T2WI/FS 低信号，在不压脂 T2WI 上呈高信号，DWI 呈混杂中高信号，增强扫描呈渐进性不均匀强化，内可见条索样低强化影；②肿物贴邻胰腺尾部及左侧肾上腺外支。左侧肾上腺结构完整。胆囊、胰腺、脾脏、双肾上腺及双肾未见明确异常；③腹腔、腹膜后未见明确肿大淋巴结。

·笔记·

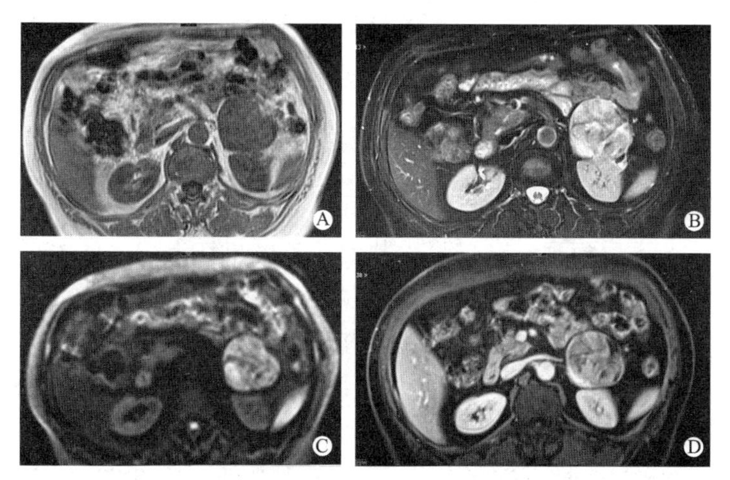

图 26－1　双肾 MRI

A：左侧腹膜后类圆形实性肿物，T1WI 稍低信号；B：T2WI/FS 呈不均匀中高信号；C：DWI 呈较明显高信号；D：增强扫描呈较明显不均匀强化，内见少许片状强化。

【诊断】

左肾上腺皮质腺癌

【MDT 目的】

明确肿瘤性质，决定治疗方案。

【MDT 查房】

（1）影像科：双肾 MRI 提示左侧腹膜后类圆形实性肿物，增强扫描呈较明显不均匀强化，内见少许片状强化。

（2）病理科：肾上腺皮质腺癌病理特征为，肿瘤排列呈宽梁状、大巢状或实性，周围常有厚的纤维包膜，少数排列呈假腺样。癌巢被周围纤维组织分割，常伴坏死和血管侵犯。肿瘤细胞胞浆丰富，呈嗜酸性，细胞核较大，Fuhrman 分级常≥3 分，可见多少不等的瘤巨细胞。

（3）泌尿外科：患者行相关术前检查已完善，建议手术治疗，术中注意患者血压波动，术前给予患者扩容治疗。

【MDT 执行及随访】

积极术前准备，向患者交待病情及治疗方案后，行3D腹腔镜左腹膜后肿物切除术，手术顺利。

术后病理：左腹膜后肿物，灰褐灰红组织，总大小8cm×7cm×6cm，切面灰红灰褐质软，质糟脆。诊断意见："乳腺癌术后治疗后"（左腹膜后肿物）形态及免疫组化染色结果符合肾上腺皮质来源肿瘤，伴出血退变坏死。肿瘤多数区域呈弥漫性结构，细胞局部区域异型明显，可见瘤巨细胞，胞浆丰富嗜酸性，仅见少量透明细胞成分，核分裂易见［（0～21）/50HPF］，并可见病理性核分裂象。Weiss 评分：6 分；Van Slooten 等系统评分 8 分，考虑为肾上腺皮质腺癌。现有免疫组化染色结果不支持乳腺癌转移证据。建议申请林奇综合征相关蛋白及基因检测。免疫组化结果显示：5 号组织块：AE1/AE3(1+)，Vimentin(1+)，Syno(3+)，CD56(－) ChrA(－)，S-100(－)，CD117(－)，HMB-45(－)，Melan-A(－)，Melanoma Pant(－)，P53(提示野生型表达方式)，Ki－67(5%＋)。9 号组织块：Inhibin(3＋)，Melan-A(2＋)，Mammaglobin(－)，GCD-FP15(－)，GATA3(－)。肿瘤遗传易感基因（BRCA1、BRCA2、MLH1、MSH2 等）检测结果：未发现 BRCA1、BRCA2、MLH1、MSH2 遗传易感基因突变。

随访2年，未复发。

【MDT 点评】

肾上腺皮质癌（ACC）是一种罕见的高度侵袭性的恶

性内分泌肿瘤。其1～4岁和40～50岁发病多见，女性患病率较高。ACC可能为有功能（指具有激素分泌功能）的，引起库欣综合征和（或）男性化；也可能为无功能的，表现为上腹部肿块或者仅偶然发现。

ACC主要与嗜铬细胞瘤、肾上腺转移瘤、淋巴瘤及肾上腺区间叶组织来源肿瘤（畸胎瘤、平滑肌瘤、骨肉瘤、淋巴管囊肿等）进行鉴别诊断。较大肿瘤且不适合手术者，需穿刺活检明确病理诊断，行药物治疗或其他非手术治疗。

一项来自德国的研究显示，在肾上腺皮质癌根治性切除术中行常规淋巴结清扫术，对ACC患者的生存获益。与未接受淋巴结清扫术者相比，接受淋巴结清扫术患者的肿瘤复发和疾病相关死亡风险显著下降。

ACC兼具恶性肿瘤与内分泌肿瘤的特点，要关注其侵袭性的生物学行为，还要明确其激素分泌特点；定位与定性的影像学及同位素检查，涉及多个系统的鉴别诊断；手术治疗与非手术治疗还存在许多争议的方面；其随访不仅要完善内分泌检查，而且要定期复查相关激素、肝肾功能和影像学检查。ACC的药物治疗涉及化疗药米托坦和外源性糖皮质激素，涉及肝脏损伤、胃肠道反应、甲状腺功能减退、构音障碍等不良反应的预防，同时还涉及顺铂为基础的EDP化疗、免疫抑制剂等，因此需要多学科讨论，制定方案，并监测血药浓度，规律复查肾上腺皮质激素变化、血常规、肝肾功能及肿瘤相关标记物。

司占南　张　瑾　吴丽媛　周　全　撰文

宋　刚　邢念增　审校

参考文献

[1] DiGiammarino EL, Lee AS, Cadwell C, et al. A novel mechanism of tumorigenesis involving pH – dependent destabilization of a mutant p53 tetramer[J]. Nat Struct Biol,2002,9(1):12 – 16.

[2] 中国医师协会泌尿外科分会. 肾上腺皮质癌诊治专家共识[J]. 现代泌尿外科杂志,2021,26(11):902 – 908.

·笔记·

病例 27　精原细胞瘤

【简要病史】

男，40 岁，主因“右侧睾丸癌术后 5 年，腹膜后转移 2 年”入院。患者 5 年前于外院行右侧睾丸癌根治术，术后病理示：精原细胞瘤、局灶伴合体滋养层细胞，侵及局部被膜，未累及附睾（$T_2N_0M_0$）。术后行 4 周期 EP 方案化疗。2 年前复查 PET/CT 提示腹膜后肿大淋巴结，考虑腹膜后继发恶性肿瘤。1 年前于外院行放疗（具体不详）。20 天前复查 PET /CT 提示腹膜后、右侧腰大肌前方及双侧髂血管旁多发淋巴结，考虑盆腔淋巴结继发恶性肿瘤。

【体征】

右侧阴囊空虚，左侧睾丸及附睾未触及明显异常。

【化验】

β – HCG：185. 00mIU/ml（0 ~ 2. 6 mIU/ ml），AFP：53. 99ng/ml（0 ~7. 0ng/ml），血常规、肝肾功能等生化检查未见明显异常。

【辅助检查】

2 年前 PET/CT：①右侧睾丸切除术后，术区未见明确肿瘤复发征象；②腰 3 – 腰 4 水平腹主动脉与下腔静脉间淋巴结，较前增大，伴代谢增高，考虑转移。腹膜后另多个淋巴结，部分伴代谢增高，警惕转移。肠系膜、双侧髂血管旁、双侧腹股沟区散在淋巴结，未见代谢增高，请随诊。

腹部及盆腔增强 CT（图 27 – 1）：①右侧睾丸切除术后，术区未见明确肿物，术区皮下少许索条影，同前相仿，考虑术后改变，建议随访；②肝脏、胆囊、胰腺、脾脏、双肾、双侧肾上腺、膀胱、前列腺、精囊腺未见明确占位征象；③腹膜后多发肿大淋巴结，最大约 5.4cm ×5.9cm，较前增大，考虑转移。余腹盆腔、腹膜后、腹股沟区未见明确肿大淋巴结。

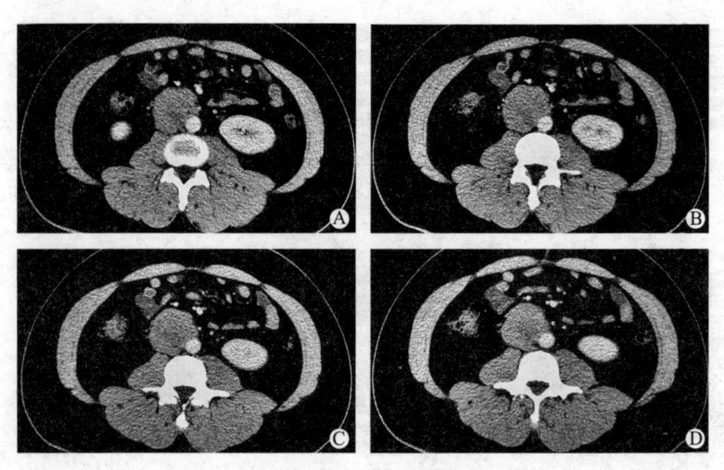

图 27 – 1　CT 图像

腰 3 – 腰 4 水平腹主动脉与下腔静脉间淋巴结，轻度强化，密度均匀，边界清楚，结合病史，考虑转移。

腹部超声：腹膜后多发淋巴结肿大，大者约 5.7cm × 4.8cm，淋巴结转移。

PET/CT（20 天前）：①右侧睾丸切除术后，右侧腹股沟区条片影，伴轻度代谢增高，考虑主要为术后改变。右侧腹膜后淋巴结术后，右侧腹壁皮下条片影，伴轻度代谢增高，考虑主要为术后改变。约平腰 1 椎体至腰 5 椎体水

· 笔记 ·

平低密度影，较前新见，伴轻度代谢增高，考虑术后改变？与右侧输尿管分界不清，右肾肾盂扩张积水，较前新见。以上建议结合增强扫描密切随诊。②腹膜后、右侧腰大肌前方及双侧髂血管旁多发淋巴结，部分较前新见或饱满，部分伴代谢增高，目前不除外转移可能，建议密切随诊。肠系膜区小淋巴结，未见明确代谢增高，建议随诊。双侧腹股沟区小淋巴结，部分伴轻度代谢增高，建议密切随诊。

【诊断】

睾丸恶性肿瘤史（右侧，$T_2N_0M_0$）

腹膜后继发恶性肿瘤

淋巴结继发恶性肿瘤

【MDT 目的】

明确肿瘤性质，决定治疗方案。

【MDT 查房】

（1）影像科：PET/CT 见腹膜后及盆腔多发淋巴结，伴代谢增高，考虑转移。

（2）泌尿外科：患者右侧睾丸癌术后，目前诊断为腹膜后多发转移，盆腔淋巴结继发恶性肿瘤，已行放化疗，但目前腹膜后转移瘤进展，肿瘤标记物升高明显，手术无法彻底切除肿瘤，手术性质为减瘤手术，完善相关检查及术前准备，需向患者及家属详细交待病情和围手术期风险，如接受手术风险，充分术前准备，限期手术治疗。

【MDT 执行及随访】

积极术前准备，向患者及家属交待病情及治疗方案后，行机器人辅助腹腔镜下左侧腹膜后淋巴结清扫术。

大体检查腹膜后肿瘤最大径 5.5cm，包膜完整，切面灰黄、质软。

术后病理："右侧睾丸精原细胞瘤术后，腹膜后肿物放化疗后"。①（腹膜后肿瘤）纤维脂肪组织内可见生殖细胞肿瘤浸润，瘤细胞伴有显著退变及坏死（70%），符合治疗后反应。残存肿瘤主要为精原细胞瘤成分，可见小灶胚胎性癌成分及散在合体滋养叶细胞，局部可见神经侵犯。淋巴结未见明确转移性肿瘤（0/12）；②（腹主动脉分叉处淋巴结）0/1；③（腹主动脉下腔静脉之间上段淋巴结）0/5；④（腹主动脉下腔静脉之间中段淋巴结）0/5；⑤（腹主动脉与右髂总静脉之间淋巴结）0/1。免疫组化结果显示：2号蜡块：AE1/AE3(灶+)，CK18(灶+)，EMA(-)，AFP(-)，CD117(2+)，CD30(小灶+)，HCG(灶+)，0ct3/4(3+)，PLAP(-)，SALL4(3+)，Vimentin(-)，CR(-)；B2号蜡块：AE1/AE3(灶+)，CK18(灶+)，EMA(-)，AFP(-)，CD117(1+)，CD30(小灶+)，HCG(灶+)，0ct3/4(3+)，SALL4(3+)，PLAP(-)。

随访1年，未见复发。

【MDT点评】

精原细胞瘤是一种恶性生殖细胞肿瘤，最常见于睾丸，较少发生于纵隔、腹膜后或其他性腺外部位。精原细胞瘤常见于15~34岁的男性，如能早期发现，存活率超过95%。

精原细胞瘤通常表现为睾丸结节或无痛肿胀。这可能是患者或其伴侣偶然发现的。患者有时会诉下腹部、会阴区或阴囊隐痛或感觉沉重。急性疼痛或血精症可能是罕见的症状。晚期疾病，伴有转移，表现为颈部肿块（颈部或锁骨上淋巴结转移）、咳嗽或呼吸困难（肺转移）、厌食、恶心、呕吐或胃肠道出血（胃十二指肠转移）、骨痛（骨转移）、中枢或外周神经受累（大脑、脊髓或外周神经受累）。

精原细胞瘤的检查包括实验室检查和影像检查。实验室检查主要是测定血清肿瘤标志物水平，包括甲胎蛋白（AFP）、β－人绒毛膜促性腺激素（β－HCG）和乳酸脱氢酶（LDH）。精原细胞瘤患者血清β－HCG和LDH水平升高，而纯精原细胞癌患者AFP水平不升高。LDH是一种特异性较低的标记物，但其水平可以与总体肿瘤负荷相关。5%～10%精原细胞瘤患者的β－HCG水平升高，其水平可能与转移性疾病相关，但与总体生存率无关。精原细胞瘤主要通过阴囊超声检查发现，主要表现为睾丸内均匀低回声肿块。囊性区域和钙化在精原细胞瘤中比在非精原细胞肿瘤中少见。对于明确的诊断，应行根治性睾丸切除术，这既是诊断也是治疗。一旦确诊精原细胞瘤，可以进行胸部CT扫描、腹部和盆腔CT扫描，以寻找转移灶。PET/CT可用于评估疾病复发与否。

精原细胞瘤（ICD－0编码：9061/3）大体肿瘤通常呈灰白、质硬、境界清楚，略呈分叶状。镜下形态：①典型的组织学特点是由大小差别明显的两种细胞组成，片状分布的大细胞为肿瘤细胞，其间散在分布核深染的小细胞为淋巴细胞和浆细胞；②肿瘤细胞体积较大，呈圆形或多边形，细胞均匀一致，胞质丰富，富含糖原而透明。胞核位于中央，大而圆，核膜清楚，核染色质凝聚呈颗粒状，伴有一个或多个核仁，核分裂象易见；③瘤细胞多呈巢状、条索状或岛屿状排列，有时瘤细胞间缺乏黏附性而形成假腺管样结构。瘤细胞巢被薄的含血管纤维性间隔分隔，偶尔可见纤维丰富的间隔；④常伴有淋巴细胞浆细胞浸润；⑤坏死和出血常见。免疫组化：OCT3/4、PLAP、CD117、SALL4、D2－40 阳性，约 5% 精原细胞瘤含有合体滋养层细胞，显示 HCG 胞质强阳性。

由两种或更多类型的生殖细胞肿瘤组成，称为混合型生殖细胞肿瘤（ICD－0 编码：9085/3），包括畸胎瘤和胚胎性癌、胚胎性癌和精原细胞瘤、畸胎瘤和胚胎性癌、精原细胞瘤，以及在极少数情况下的精原细胞瘤和卵黄囊瘤。

精原细胞瘤的诊断和治疗需要多学科的方法和团队合作，患者应该由包括肿瘤外科专家、肿瘤内科专家、放射专家组成的多学科肿瘤学团队跟进，讨论分期、主要治疗、辅助治疗和监测病情。

王一凡　王明帅　张　瑾　梁　晶　周　全　撰文

宋　刚　邢念增　审校

参考文献

[1] Fung C, Dinh PC, Fossa SD, et al. Testicular Cancer Survivorship [J]. Natl Compr Canc Netw, 2019,17(12):1557－1568.

[2] Zores T, Mouracade P, Duclos B, et al. Surveillance of stage I testicular seminoma: 20 years oncological results [J]. Prog Urol, 2015,25(5):282－287.

·笔记·

病例 28　未分化多形性肉瘤

【简要病史】

男，53 岁，主因“右腹部隐痛不适 1 月”入院。1 月前患者出现右腹腹痛，症状逐渐加重，伴胸痛、胸闷、心慌气短、纳差，盗汗明显，无肉眼血尿，无发热。于外院行 MRI 示右侧腹膜后巨大肿物。

【体征】

无明显阳性体征。

【化验】

血常规、肝肾功能等生化检查未见明显异常。

【辅助检查】

腹部及盆腔增强 CT（图 28 – 1）：右侧肝肾间隙巨大肿物，考虑恶性，来源不易确定，肝脏？腹膜？建议超声引导下穿刺活检。病变周围小结节，与肿物关系密切，警惕转移淋巴结。肝内结节，囊肿可能大。

【诊断】

右侧腹膜后肿瘤

【MDT 目的】

明确治疗方案。

【MDT 查房】

（1）影像科：右侧肝肾间隙巨大肿物，与周围脏器关系较为密切。考虑为腹膜后肿物。

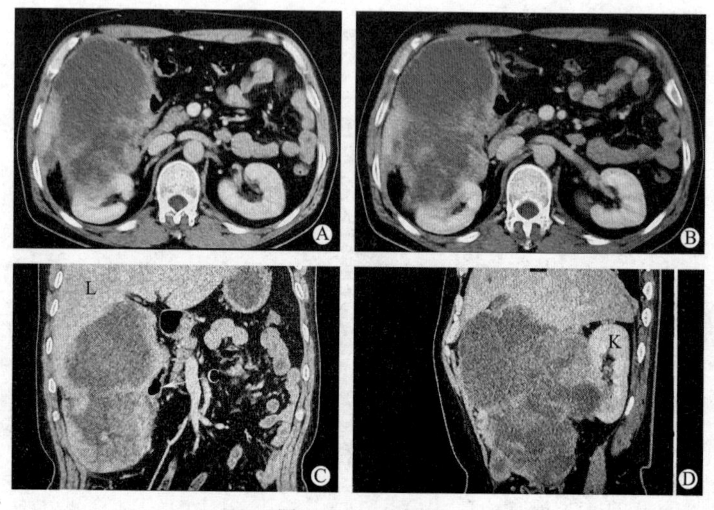

图 28－1　CT 图像

右侧肝肾间隙不规则软组织肿物，形态不规则，边界不均匀，不均匀轻中度强化，病变与肝脏（字母“L”示）及肾脏（字母“K”示）分界不清，与结肠（字母“C”示）紧密贴邻，考虑恶性。

（2）泌尿外科：患者右腹膜后巨大肿瘤诊断明确，周围与肾脏、结肠、肝脏、十二指肠关系密切，术中需扩大切除右肾、右侧结肠、部分肝脏、十二指肠等周围组织器官，目前患者腹腔被巨大肿瘤压迫，无法进食，严重影响生活质量，疾病相对较晚期，手术风险非常大，存在无法切除肿瘤，仅行剖腹探查可能，需扩大切除周围器官，术中及术后出现严重甚至无法恢复的并发症，风险极高。告知患者及家属各种治疗的受益和风险，若患者及家属仍强烈要求手术，愿意接受所有围术期手术风险及并发症，积极完善术前准备，术中需根据情况决定具体手术方式和切除范围，大量备血，术后根据病理结果决定下一步治疗方案。

【MDT 执行及随访】

积极术前准备，向患者及家属交代病情及治疗方案后，患者及家属强烈要求手术治疗，行右侧腹膜后肿瘤切除 + 右肾切除 + 部分结肠切除 + 部分肝脏切除 + 十二指肠修补术 + 膈肌转移灶切除术。

腹膜后肿瘤大体呈结节融合状，最大径 29cm，切面灰白、灰黄色，质韧，伴出血、坏死。术后病理：①（腹膜后肿物和右肾及部分升结肠）软组织高级别肉瘤（FNCLCC 3 级），主要呈高级别未分化多形性肉瘤形态，不除外去分化脂肪肉瘤。肿瘤呈融合结节状，最大径 29cm，局部伴有坏死（<50%），浸润肾实质，未累及肾盂，浸润结肠壁外膜至黏膜下层，未累及黏膜层，浸润肝实质，可见脉管瘤栓，输尿管切缘及结肠两端切缘均未见肿瘤；②（十二指肠壁）小肠黏膜组织，未见肿瘤；③（膈肌肿物）膈肌周围纤维脂肪组织内可见肉瘤浸润。免疫组化结果显示：Vimentin(3 +)，MDM2（2 +），P53（+ 40%），P16（3 +），Desmin(1 +)，CD117(-)，CD34(-)，DOG1(-)，S-100（个别 +），SDHB(3 +)，SMA(-)，ALK(-)，EMA(-)，MyoD1(-)，Myogenin(-)，Melan-A(-)，HMB-45(-)，SOX10(-)，AEI/AE3(-)，Ki-67(-,50%)。

随访 5 个月，未见复发。

【MDT 点评】

软组织肉瘤（STS）是一种罕见（约占所有成人恶性肿瘤的 1%）的异质性肿瘤，起源于胚胎中胚层。STS 在组织学上分为脂肪肉瘤、平滑肌肉瘤、滑膜肉瘤、黏液纤维肉瘤、未分化多形性肉瘤、横纹肌肉瘤和恶性周围神经鞘肿瘤。未分化多形性肉瘤（UPS），以前被称为恶性纤维组织细胞瘤（MFH），是最常见的STS类型，目前占成人STS的10%～20%。大多数未分化多形性肉瘤是高级别肿瘤，高达50%的肉瘤在诊断时有转移。

未分化多形性肉瘤（UPS）临床上通常表现为无症状、不显著、快速生长的皮肤或皮下结节，没有浅表皮肤异常。其中，四肢是最常见的受累部位（55%），其次是躯干（35%）、腹膜后（9%）和左心房（1%）。UPS可以影响软组织、骨骼、腹膜后等，并向远处器官转移。

目前，UPS的确切致病机制尚不清楚。据报道，UPS可能与侧群（SP）细胞亚群的基因组改变有关。同时，也有研究指出，Notch信号通路、Hippo信号通路也可能与UPS肿瘤生物学有关。

组织病理学检查是诊断UPS的必要条件。光镜下，UPS显示非典型的多形性梭形细胞，有丰富的有丝分裂象。侵犯深度可延伸至真皮深层、真皮下、筋膜及横纹肌。肿瘤可在纤维间质内呈束状或片状结构。UPS的最终诊断是通过免疫组织化学标志物排除其他恶性肿瘤来确认的。这些免疫组织化学标志物应包括角蛋白、S100蛋白和（或）SOX10、SMA等。对于胸腔内或腹腔内肿瘤，MDM2和CDK4有助于排除去分化脂肪肉瘤的可能性。

目前针对局限性UPS的标准治疗方法是进行大切缘手术切除。新辅助放射治疗（RT）可改善局部控制，而化疗可提高部分UPS患者的生存率。多模式治疗后，局部和远处复发分别发生在13 %～42%和31 %～45%的患者中。总之，根据目前的指南建议，多学科医疗团队应该参与

·笔记·

UPS 的治疗决策，通常涉及在 STSs 方面具有丰富经验的外科、病理科、影像科及放射科专家。

王一凡　王明帅　张　瑾　梁　晶　周　全　撰文
宋　刚　邢念增　审校

参考文献

[1] Trovik CS, Bauer HC, Alvegård TA, et al. Surgical margins, local recurrence and metastasis in soft tissue sarcomas: 559 surgically - treated patients from the Scandinavian sarcoma group register[J]. Eur J Cancer, 2000, 36(6): 710 - 716.

[2] Guo X, Jo VY, Mills AM, et al. Clinically relevant molecular subtypes in leiomyosarcoma[J]. Clin Cancer Res, 2015, 21(15): 3501 - 3511.

[3] Kawarabayashi T, Okuno K, Niki K, et al. Primary cardiac malignant fibrous histiocytoma with abdominal wall metastasis[J]. J Cardiol Cases, 2015, 12(5): 139 - 142.

[4] Wang CY, Wei Q, Han I, et al. Hedgehog and Notch signaling regulate self - renewal of undifferentiated pleomorphic sarcomas[J]. Cancer Res, 2012, 72(4): 1013 - 1022.

[5] Roland CL, May CD, Watson KL, et al. Analysis of Clinical and Molecular Factors Impacting Oncologic Outcomes in Undifferentiated Pleomorphic Sarcoma[J]. Ann Surg Oncol, 2016, 23(7): 2220 - 2228.

病例 29　嗜铬细胞瘤 I

【简要病史】

女，61 岁，主因“高血压 5 年，体检发现右肾上腺肿瘤 2 个月”入院。患者 5 年前无明显诱因出现血压升高，血压最高可达 250/110mmHg，无腰痛、腹痛。当地医院给予口服降压治疗未见明显好转。2 个月前于当地医院体检发现右肾上腺占位，外院腹部增强 CT 提示右肾上腺肿物，直径约 7cm。就诊于我院，行 MRI 检查示：右肾上腺区肿物伴出血，给予患者口服酚苄明治疗，血压控制可。

【体征】

无阳性体征，腹部未触及肿块。

【化验】

血常规、肝功能等生化检查未见明显异常。

【辅助检查】

肾脏 MRI（图 29－1）：右侧肾上腺区见约 7.1cm × 7.0cm × 6.8cm 的结节。右侧肾上腺部分辨识不清。实性部分 T1WI 呈不均匀稍低信号，T2WI 不均匀中高信号，反相位信号未见减低，内可见大片囊变坏死区，T2WI/ FS 呈高信号，T1 呈高信号，内可见散在 T2 低信号，DWI 边缘稍高信号，增强扫描动脉期明显强化，静脉期及延迟期仍可见强化。右肾上缘可见受压改变，可见类圆形结节，直径 1.3cm，T2 呈高信号，T1 呈低信号，增强扫描未见明显强化。

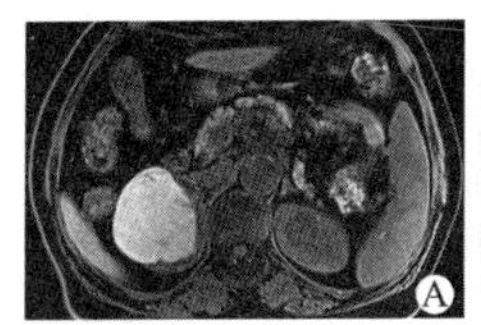
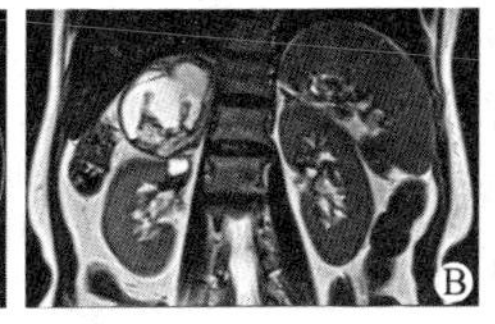
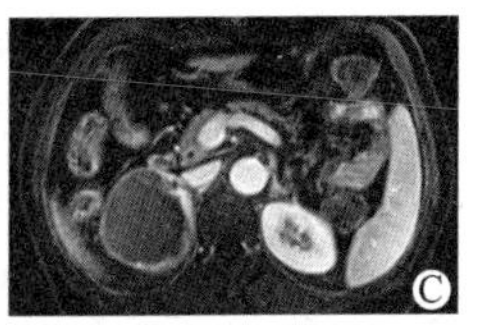

图 29－1 MRI 图像

A：肾脏 MRI“右侧肾上腺肿物”，内见少许分隔，壁不均匀稍厚，囊内液体于 T1WI 脂肪抑制序列呈高信号；B：考虑囊内出血，T2WI 囊内液体呈高信号，壁及分隔呈稍低信号；C：增强扫描囊壁及分隔可见强化，可符合嗜铬细胞瘤。

【诊断】

右侧嗜铬细胞瘤

【MDT 目的】

明确肿瘤性质，决定治疗方案。

【MDT 查房】

（1）影像科：肾脏 MRI 提示“右侧肾上腺囊性为主肿物”，可符合嗜铬细胞瘤。

（2）病理科：肾上腺嗜铬细胞瘤多数呈小巢状、小梁状或实性片状，偶尔呈假乳头状。肿瘤巢团周围有少量支持细胞，内部富含血管的纤维或薄壁血窦，可伴出血、含铁血黄素沉积和硬化改变。瘤细胞呈大多角形或圆形，胞浆丰富，含嗜碱性细颗粒状或稍透明，细胞核空泡状，核仁明显，细胞异型性有时明显，但通常核分裂象少见。

（3）泌尿外科：手术治疗，注意术前扩容治疗，术中注意血压波动变化。

【MDT 执行及随访】

积极术前准备，向患者交待病情及治疗方案后，行 3D 腹腔镜下右侧肾上腺肿瘤切除术。

术后病理：结节状肿物一枚，大小 8.5cm×6cm×4cm，包膜完整。多切面切开，切面灰黄灰褐质韧，部分呈囊性，囊壁厚0.5cm。肿物包膜完整光滑，未见明确破溃。诊断意见：（右肾上腺肿瘤）肾上腺副神经节瘤（嗜铬细胞瘤）。肿瘤最大径8.5cm，呈实性巢状，弥漫性生长，可见多灶坏死，核分裂象计数平均约3个/10HPF，可见血管侵犯。需密切随诊。免疫组化结果显示：AE1/AE3（-），CD56（3+），ChrA（3+），Ki-67（+，10%），Syno（3+），S-100（3+），Melan-A（-），Inhibin（-）。注：根据（2017版）WHO内分泌肿瘤分类，肾上腺嗜铬细胞瘤均被认为具有潜在复发及远处转移风险。本例肿瘤生长活跃，具有侵袭性生长特点，需结合临床密切随诊观察。

随访2年，规律复查未复发。

【MDT点评】

肾上腺最常见的占位性病灶为肾上腺皮质腺瘤，其中无功能者占75%，嗜铬细胞瘤是少见的肾上腺髓质肿瘤，且有多发、异位、恶性的可能。典型嗜铬细胞瘤直径3～5cm，边界清楚，肿瘤体积较大时多数密度不均匀，常见局灶或大片状出血、坏死及囊性变。在动脉期明显强化，CT值可达110 Hu，多呈明显增强，边缘增强更明显，且相对腺瘤多呈不均匀强化。嗜铬细胞瘤富含水分，细胞团间有丰富毛细血管网和血窦，构成T2WI高信号及增强后明显强化的病理基础，因此对于临床症状不典型患者，MRI进一步检查有助于术前诊断。如果肿块体积较大，密度极不均匀（坏死更显著），边缘不规则（包膜破坏），邻近结构可见肿瘤浸润，则提示有恶性可能。目前能谱CT参数较多，如单能量图像、能谱曲线、有效原子序数、基物质含

·笔记·

量等，对鉴别肿瘤有一定的优势，为不典型嗜铬细胞瘤和肾上腺腺瘤的鉴别诊断提供了一种新思路。

嗜铬细胞瘤需要与肾上腺腺瘤、节细胞神经瘤、肾上腺转移瘤及皮质腺癌鉴别。肾上腺转移癌原发灶以肺癌、乳腺癌居多，肾上腺转移癌界限不清，形态不规则，多呈中度强化，强化程度低于嗜铬细胞瘤；多数转移癌呈延迟强化。磁共振 T2WI 脂肪抑制多呈较高信号，而嗜铬细胞瘤呈显著高信号，原发肾上腺皮质腺癌多为高度恶性肿瘤，CT 平扫密度较低，多呈中度强化，动态增强呈进行性强化，肿瘤包膜不完整，邻近脂肪间隙内可见条索影，通过仔细观察分析两者平扫时形态、边缘、出血、钙化、坏死囊变区的差异，动态增强扫描的强化程度及特征性的强化形态，可以鉴别。

司占南　张　瑾　吴丽媛　周　全　撰文

宋　刚　邢念增　审校

参考文献

[1] 柴彦军，周俊林，罗永军，等．能谱 CT 鉴别诊断胃神经鞘瘤和胃间质瘤[J]．中国医学影像技术，2014，30(11)：1674－1678.

[2] 张学凌，周俊林，梁莉，等．能谱 CT 显示肝癌最佳单能量的系统评价[J]．实用放射学杂志，2015，31(12)：141－150.

[3] 陈继文，张伟强，肖宝臣，等．典型与不典型肾上腺嗜铬细

·笔记·

胞瘤 MSCT 表现对比分析[J]. 实用肿瘤杂志,2017,32(01):26-29.
[4] 岑峰,张锋玫,覃求,等. MSCT 对肾上腺不典型嗜铬细胞瘤与皮质癌的鉴别诊断价值[J]. 医学影像学杂志,2015,25(7):1228-1232.

· 笔记 ·

病例 30　嗜铬细胞瘤Ⅱ

【简要病史】

男，60 岁，主因“右肾嗜铬细胞瘤术后 3 年，发现右肾上腺区肿物半年”入院。患者 3 年前检查发现右肾上腺肿物，大小约 3cm，伴间断大汗，无明显头晕、血压升高等，于外院行腹腔镜下右肾上腺肿瘤切除术，病理示：嗜铬细胞瘤。半年前患者复查发现右侧肾上腺区 5cm 肿物，行穿刺活检提示“嗜铬细胞瘤”。2 个月前出现血压升高，最高约 170/100mmHg。近 1 个月开始出现间断面部及颈部搏动感，不伴头晕、头痛等其他不适。考虑为嗜铬细胞瘤复发。

【体征】

无明显阳性体征。

【化验】

血常规、肝肾功能、肾上腺功能等检查未见明显异常。

【辅助检查】

(1) 肾上腺增强 MRI（图 30 - 1）：①右侧肾上腺区可见不规则肿物，呈结节融合状，累及右肾、肝脏，与肝门区、右肾旁肿大淋巴结分界不清，最大横截面约 5.5cm × 5.2cm × 4.5cm，右肾静脉局部显示欠确切，下腔静脉及右肾静脉内见充盈缺损；病变 TIWI/DUAL 呈稍低

·笔记·

信号，T2WI/FS 呈稍高信号，DWI 呈高信号，增强扫描动脉期呈明显不均匀强化，延迟期强化程度减低，可符合右肾上腺嗜铬细胞瘤术后复发，伴下腔静脉、右肾静脉瘤栓可能大，请结合临床。②肝门区及右肾旁可见多发肿大淋巴结，大者短径约 1.5cm，与右侧肾上腺区肿物分界不清，侵犯肝脏，局部凸向下腔静脉内，使其管腔狭窄，考虑为转移。余腹腔及腹膜后未见明显肿大淋巴结。

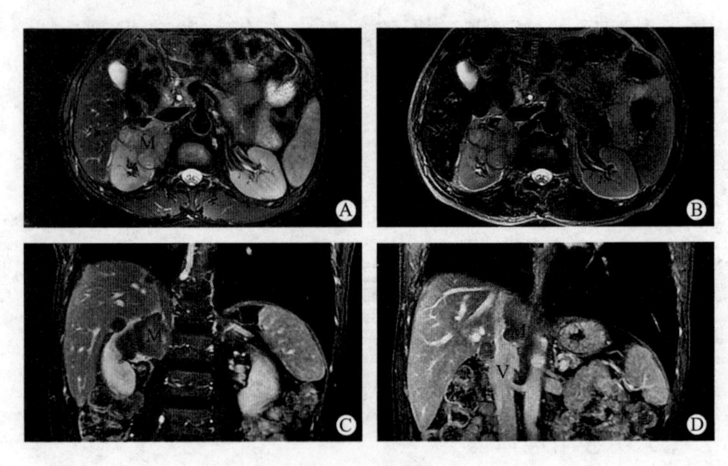

图 30 – 1 MRI 图像

A、B：右侧肾上腺区及下腔静脉周围可见多发结节及肿物（字母“M”示），呈多结节融合状，累及右肾、肝脏，T2WI/FS 及 T2WI 呈不均匀较高信号；C、D：增强扫描强化不明显，下腔静脉（字母“V”示）见充盈缺损。

（2）PET/CT：右侧肾上腺区肿物，伴代谢增高，符合肿瘤复发，累及右肾、肝脏，与肝门区、右肾旁肿大淋巴结分界不清，部分沿下腔静脉走行区分布；肝门区、腹膜后及右肾旁多发肿大淋巴结，伴代谢增高，考虑转移。

（3）腹部超声：右侧肾上腺区肿物，大小约 6.9cm ×

5.5cm，结合病史考虑肿瘤复发。

【诊断】

腹膜后肿物（右侧）

右侧肾上腺嗜铬细胞瘤术后复发、淋巴结转移

【MDT 目的】

决定治疗方案。

【MDT 查房】

（1）影像科：患者右侧肾上腺区可见不规则肿物，考虑为右侧嗜铬细胞瘤复发，肝门区及右肾旁可见多发肿大淋巴结，与右侧肾上腺区肿物分界不清，侵犯肝脏，考虑为转移。

（2）泌尿外科：患者右侧嗜铬细胞瘤术后，复查发现右肾上腺区肿物，侵犯右肾及肝，伴多发淋巴结肿大，结合病史、影像学表现及穿刺病理，嗜铬细胞瘤复发伴多发淋巴结转移诊断基本明确。目前手术无法彻底切除所有病灶，手术性质为减瘤性，且肿瘤与下腔静脉关系密切，手术风险极高。目前继续予酚苄明口服、停用奥希替尼等术前准备，监测血压、心率等病情变化。需向患者及家属详细交待病情和围手术期风险，如接受手术风险，充分术前准备，限期手术治疗。

【MDT 执行及随访】

积极术前准备，向患者及家属交待病情及治疗方案后，行机器人辅助腹腔镜下右侧嗜铬细胞瘤切除术 + 右肾切除术。

大体肿瘤呈多灶，最大径 0.8 ~ 5cm，切面灰褐色、质韧、界欠清。术后病理：“右肾上腺嗜铬细胞瘤术后，右肺

上叶切除术后，右肺下叶局部切除术后，恶性肿瘤术后化疗、靶向治疗及免疫治疗”①结合病史、形态及免疫组化结果，符合嗜铬细胞瘤复发。肿物累及肾实质，未累及肾盂及肾窦脂肪：可见脉管瘤栓；输尿管切缘未见肿瘤。免疫组化结果显示：AE1/AE3（－），CD56（3＋），ChrA（3＋），CR（－），EMA（－），HMB-45（－），Inhibin（－），Ki-67（＋20%），Melan-A（－），MLH1（＋），MSH6（＋），PMS2（＋），S-100（－），Syno（3＋），CD34（－），CD31（－），Desmin（－），SMA（－），P53（－），B－Catenin（2＋）。特殊染色结果显示：网织纤维染色（显示纤维组织）。

随访1年，未见复发。

【MDT点评】

嗜铬细胞瘤（PCC）和副神经节瘤（PGL）是一类神经内分泌肿瘤，主要起源于肾上腺髓质的神经嵴来源细胞或交感神经（主要在膈下）或副交感神经（前胸和头颈）副神经节，二者合称为PPGL。其中，嗜铬细胞瘤指起源于肾上腺髓质，具有儿茶酚胺（包括肾上腺素、去甲肾上腺素、多巴胺或香草扁桃酸）分泌功能的肿瘤，约占肾上腺肿瘤的26%。嗜铬细胞瘤多发生在40～60岁，性别分布大致相等，其典型症状有阵发性高血压以及头痛、心悸和出汗“三联征”。

嗜铬细胞瘤（ICD－0编码：8700/3）大体肿瘤界限清楚，但无真正的包膜，切面呈灰白色或粉红色，经福尔马林固定或暴露于空气后变为棕黄色或棕黑色。较大的肿瘤切面可以出现出血、坏死和囊性变，有时有钙化。镜下形态：肿瘤细胞排列成境界清楚的特征性的巢状，细胞巢

·笔记·

由纤细的纤维血管性间质包绕。细胞大小及形态差异大，具有细颗粒状嗜碱性或嗜双色性胞质。细胞核呈圆形或卵圆形，核仁明显，核异型性多见，但是核分裂象少见或无。免疫组化 CgA 弥漫性强阳性，Syn、NSE 和 Leu7 等可阳性，肿瘤细胞巢周边的支持细胞 S-100 阳性。此外，角蛋白和肾上腺皮质标志物不表达。遗传学改变：至少 30% 的嗜铬细胞瘤患者存在遗传易感基因胚系突变。研究发现，11% ~24% 的散发性嗜铬细胞瘤患者具有隐性易感基因胚系突变。因此，推荐对嗜铬细胞瘤患者均应进行常见的胚系突变基因检测。家族性副神经节瘤/嗜铬细胞瘤综合征可由 SDHB、SDHC 和 SCHD 基因突变所驱动。

嗜铬细胞瘤最有效治疗方法是手术切除，但术前不能明确诊断或未充分进行准备时，切除瘤体容易导致患者血压飙升从而引发高血压危象。因此，确保手术成功的关键是术前明确诊断和充分准备。

临床上可根据肾上腺肿瘤患者的实验室检查、不同 CT 征象、肿瘤大小对嗜铬细胞瘤与肾上腺其他肿瘤进行有效鉴别，为患者的治疗提供可靠依据。大部分嗜铬细胞瘤临床上多有高血压和儿茶酚胺分泌增多引起的代谢紊乱症状，多数生化检查有阳性改变，能提示嗜铬细胞瘤诊断。嗜铬细胞瘤的 CT 图像主要表现为圆形、类圆形或梨形肿块，少数为分叶状不规则形，表面光滑、边界清楚，肿块密度均匀或不均匀，可发生钙化，可发生囊变及坏死，增强后动脉期及门静脉期肿块可以呈轻度强化。

一旦发现嗜铬细胞瘤，应始终将手术作为一线治疗手段。根据肿瘤大小可选择腹腔镜或开放肾上腺切除术。对于较小的肿瘤，尤其是双侧病变患者，保留肾上腺皮质手术可能是避免术后肾上腺皮质功能过低的可行治疗方法。转移性疾病患者可以通过药物治疗和手术减瘤来控制血压和其他症状。化疗、射频消融和分子靶向治疗可用于转移疾病。建立多学科团队，对不同综合征进行最佳评估、诊断和治疗，对于诊断及治疗嗜铬细胞瘤具有十分重要的作用。

王一凡　王明帅　张　瑾　梁　晶　周　全　撰稿
宋　刚　邢念增　审校

参考文献

Lenders JWM, Kerstens MN, Amar L, et al.. Genetics, diagnosis, management and future directions of research of phaeochromocytoma and paraganglioma: a position statement and consensus of the Working Group on Endocrine Hypertension of the European Society of Hypertension[J]. J Hypertens, 2020,38(8):1443-1456.

·笔记·

病例 31　副神经节瘤 Ⅰ

【简要病史】

男，83 岁，主因“体检发现左肾上腺区肿瘤 8 个月”入院。患者 8 个月前体检发现左肾上腺区肿瘤，伴间断头晕，血压最高可达 200/100mmHg，无肉眼血尿，无发热，无尿频、尿急、尿痛。MRI 提示“左侧肾上腺区肿物”。口服倍他乐克 12.5mg，1 次/日，尼群地平 10mg，1 次/日，酚苄明 10mg，1 次/日，血压控制在 120/80mmHg，现为进一步诊治来我院。

【体征】

无阳性体征，腹部未触及肿块。

【化验】

血常规、肝功能、肾上腺功能等检查未见明显异常。

【辅助检查】

腹部强化 CT（图 31－1A，B）：①左侧肾上腺区肿物，边缘较清楚，不规则，囊实性，增强扫描实性部分可见强化，现大小约 7.2cm×8.8cm，较前略饱满，左肾上腺区副神经节瘤？请结合临床；②右侧肾上腺稍增粗，建议随访。

肾脏强化 MRI（图 31－1C～图 31－1F）：MRI 左侧肾上腺区域见一软组织肿物，边缘较清楚，不规则，大小约 6.9cm×8.1cm，T2WI 稍高信号，TIWI 不均匀稍低信号，DWI 不均匀高信号，增强扫描实性部分明显强化，倾向恶

·笔记·

性，左肾上腺区副神经节瘤可能，请结合临床。右侧肾上腺稍增粗，信号均匀，考虑增生可能。

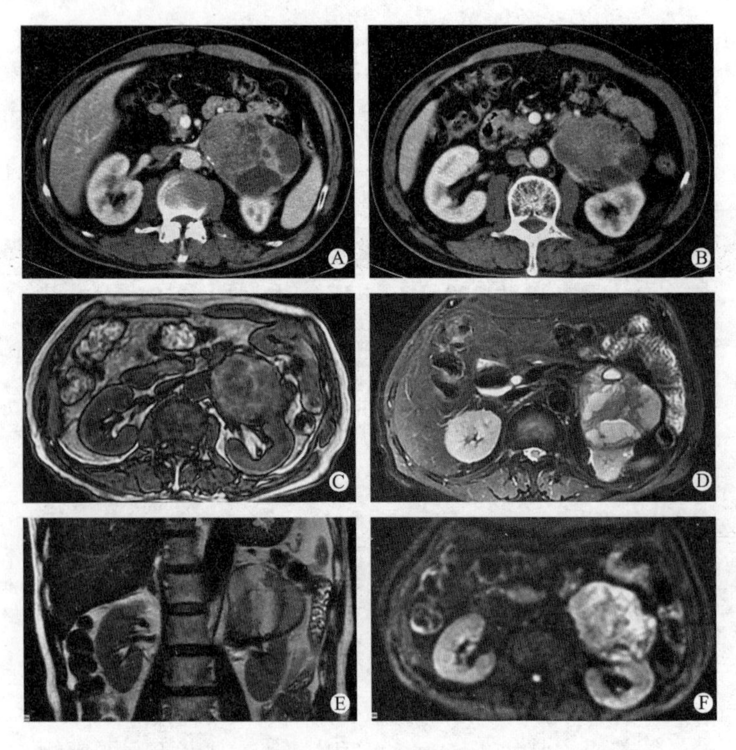

图 31－1　CT、MRI 图像

A、B：左侧腹膜后可见囊实性肿物，CT 扫描示实性区增强扫描呈中度强化；C：MRI 示囊内液体于 T1WI 呈高信号；D、E：考虑囊内出血，T2WI 可见多囊性改变，囊性区分界尚清；F：DWI 呈较明显不均匀高信号影像表现可符合左肾上腺区副神经节瘤。

【诊断】

左肾上腺区副神经节瘤

·笔记·

【MDT 目的】

患者左肾上腺区肿物不规则，囊实性，影像学诊断考虑肾上腺区副神经节瘤，恶性可能。需要明确肿瘤性质，决定手术方式。

【MDT 查房】

（1）病理科：副神经节瘤起源分为肾上腺和肾上腺外，前者还称为嗜铬细胞瘤。副神经节瘤一般界清，周围有假包膜，且常呈巢状生长。细胞核可有多形性，具有核内包涵体的细胞及巨细胞与大小规则的瘤细胞混杂在一起。细胞和结构方面常见变异。瘤细胞表达神经内分泌标记，如CgA。大部分病例中，转录因子 GATA3 也是阳性，但并非副神经节瘤所特有，即这一特征也可见于其他肿瘤。S100可显示支持细胞网，有时部分肿瘤细胞也可阳性。广谱 CK（如 AE1/AE3、CK－MNF）为阴性。

（2）泌尿外科：患者巨大腹膜后肿瘤，肾上腺区副神经节瘤可能，予以扩容后行手术切除。

【MDT 执行及随访】

积极术前准备，向患者交待病情及治疗方案后，行 3D 腹腔镜下左侧肾上腺区肿瘤切除术＋左肾切除术，手术过程顺利。

术后病理：一侧肾脏、肾上腺及肿瘤切除标本，总大小 15cm×12cm×4cm，肾大小 5cm×5cm×4.5cm，表面肾脂肪易剥离，肾皮髓质结构清晰，未见肿瘤侵犯。肾上腺区见一肿物，大小 8cm×8cm×3.0cm，多切面切开，切面灰褐质槽脆，可见血块，与厚壁血管粘连，血管直径 1.0cm。肿物表面附腹膜，面积 5cm×2.5cm，切面肿物与腹膜关系密切，可疑累及腹膜。肿物周围见少许金黄色肾上腺组织，切面未见明确累及。诊断意见：（左肾，肾上腺及肿瘤）交感副神经节瘤/肾上腺外副神经节瘤，可见脉管瘤栓及神经侵犯。肿瘤细胞异型明显，可见瘤巨细胞，核仁突出，核分裂象偶见［（0～1）/50HPF］。肿瘤累及厚壁血管壁（经与临床核实为肾静脉），累及腹膜，未累及肾周脂肪、肾实质及肾盂黏膜。输尿管断端未见癌。

依据现行 WHO 分类，交感副神经节瘤/肾上腺外副神经节瘤归入恶性肿瘤（ICD－0 编码：8693/3）。其转移风险与肿瘤大小、高龄、非肾上腺来源、多巴胺生物化学表型、SDHB 以及 MAX 基因突变相关。

免疫组化结果显示：ChrA(3＋)，Syno(2＋)，CD56(/2＋)，S-100(支持细胞1＋)，AE1/AE3(－)，CK18(－). P53(灶1＋)，Ki－67(＋，<2%)。

随访 2 年，未见复发。

【MDT 点评】

副神经节瘤属于神经嵴细胞的神经内分泌肿瘤，而在肾上腺髓质发生的肿瘤被称之为嗜铬细胞瘤，而肾上腺外的则被称之为副神经节瘤，占 5%～10%，多位于腹主动脉旁及头颈部。根据临床特征和血中儿茶酚胺水平，可分为功能性和非功能性两种，而功能性副神经节瘤占比 10%～20%，临床上主要表现为高血压、心悸等。一项入组共计 205 人的研究发现有症状者 117 例（57.1%），术前血压正常者 112 例（54.7%）。

非功能性副神经节瘤诊断较为困难，目前多依赖激素检查及 CT、MRI 等影像学检查。有研究发现 30 例肾上腺

·笔记·

外副神经节瘤患者经 MRI 检查正确率高达 93.33%，CT 检出率仅为 70.00%。

对于头颈部肾上腺外副神经节瘤的诊断，患者颈动脉体瘤的 CT 表现为：颈内有一类型软组织密度影，且密度不均匀，在增强扫描后可见肿瘤明显强化，伴多发小血管影，颈内、外动脉分叉角增大等；MRI 表现为：肿瘤在 T1WI 为稍低等或等信号，T2WI 为高信号，较大肿瘤内有点、条状混杂的血管流空信号，且扫描明显不均匀强化，呈典型的“盐和胡椒征”；较小肿瘤信号呈明显均匀强化，病灶边缘清楚。此外，在腹主动脉旁肾上腺外副神经节瘤 CT 检测上，多表现为腹膜后腹主动脉旁类圆形软组织密度影，边缘清晰。其中，直径小于 20mm 的肿瘤密度相对均匀，在增强检测后无液化和坏死等问题；直径大于 20mm 的肿瘤密度不均匀且可见液化和坏死等情况。

司占南　张　瑾　吴丽媛　周　全　撰文

宋　刚　邢念增　审校

参考文献

[1] 黄汉强，谭键彬，等．腹部肾上腺外副神经节瘤的影像诊断[D]. 宜春学院学报，2014(9)：24－28.

[2] 朱旋，李志勇，郭胜杰，等．肾上腺嗜铬细胞瘤/副神经节瘤 205 例临床分析[J]．现代泌尿外科杂志，2021，26(05)：405－409，421.

·笔记·

[3] 陈垦,扬世平,王聪,等. 肾上腺外副神经节瘤的影像及临床诊断治疗价值[J]. 影像研究与医学应用,2017,1(06):119-121.
[4] 马义,陈骏,朱斌. 腹膜后肾上腺外副神经节瘤的临床表现及影像学分析[J]. 东南大学学报(医学版),2015,12(25):58-61.

第三部分　盆腔肿瘤疑难病例

病例 32　副神经节瘤Ⅱ

【简要病史】

女，49 岁，主因“盆腔副神经节瘤术后 5 年余”入院。患者 5 年前因突发高血压就诊，行 B 超提示盆腔巨大囊实性占位，行全子宫切除 + 盆腔巨大肿物切除术 + 腹腔引流术，术后病理：盆腔副神经节瘤，子宫平滑肌瘤，术后血压平稳正常。术后 3 个月后再次出现突发高血压，外院就诊考虑肿瘤复发。

【体征】

无明显阳性体征。

【化验】

血常规、肝肾功能等生化检查未见明显异常。

【辅助检查】

盆腔增强 MRI（图 32 – 1）：①盆腔术后，阴道断端上方可见不规则肿物，范围约 11.8cm × 7.2cm，边界欠清，分叶状，TWI/DUAL 呈混杂低、稍高信号，T2WI 及 T2WI/FS 呈混杂稍高、高信号，部分层面可见液 – 液平面，DWI 呈高信号，增强扫描呈不均匀强化，考虑为肿瘤复发/转移伴出血可能性大；②左附件可见呈软组织密度结节，约 2.0cm × 2.3cm，卵巢组织与病变待鉴别，请结合术式及既往影像资料考虑。膀胱未见明确异常。

·笔记·

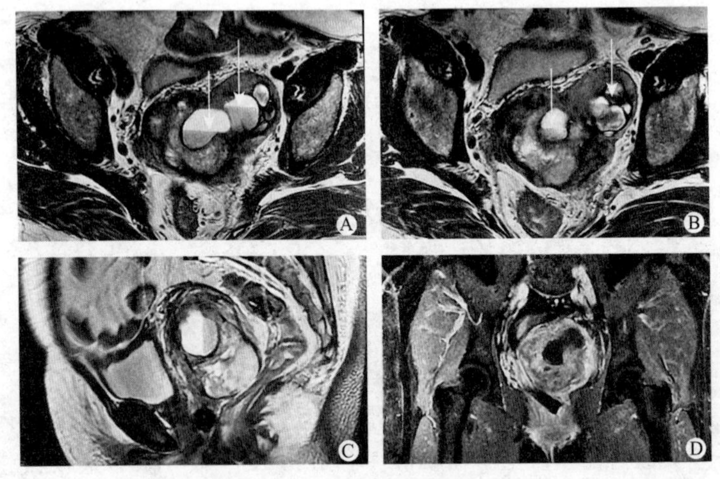

图 32－1 MRI 图像

A、B、C：盆腔术后，阴道断端上方可见不规则囊实性肿物，分叶状，T2WI 混杂稍高、高信号；D：可见液－液平面，提示囊内含血性液体，增强扫描实性区呈明显不均匀强化，符合肿瘤复发。

腹部及盆腔 CT：①盆腔术后改变，术区结构紊乱，散在多发斑片及索条影，盆腔内见引流管影，前腹壁皮下可见条片状稍低密度影，腹膜、肠系膜及双侧肾周筋膜稍厚，以上均倾向为术后改变，请结合临床并随访；②子宫未显示，阴道残端未见明确肿物；双侧附件区软组织饱满，与盆腔斑片影分界欠清，请结合超声检查。膀胱充盈可，膀胱左侧壁局部稍厚，请结合临床；③骶前区、双侧髂血管旁多发小淋巴结，大者短径约 0.6cm，建议随诊；余腹盆腔、双侧腹股沟区未见明显肿大淋巴结。

【诊断】

盆腔副神经节瘤术后复发

·笔记·

【MDT 目的】

决定治疗方案。

【MDT 查房】

（1）影像科：患者盆腔术后，考虑为盆腔副神经节瘤复发或转移伴出血的可能性大。

（2）泌尿外科：患者副神经节瘤术后复发，放化疗效果欠佳，肿瘤体积巨大，手术风险极高，请结直肠外科会诊，如术中见与肠道粘连或侵及肠道可术中会诊，联合切除。需向患者及家属详细交待病情和围手术期风险，如接受手术风险，充分术前准备，限期手术治疗。

【MDT 执行及随访】

积极术前准备，向患者及家属交待病情及治疗方案后，行盆腔病损切除术。

盆腔肿瘤大体呈囊实性，最大径9cm，切面灰黄、灰褐、质韧，似有包膜。术后病理："盆腔副神经节瘤术后4年余"，（盆腔肿物）结合病史及免疫组化结果，符合副神经节瘤复发。免疫组化结果显示：AE1/AE3(－)，CD56(3＋)，ChrA(3＋)，Ki-67(＋<1%)，S-100(1＋)，Syno(3＋)，P53(＋5%)，SDHB(2＋)。

随访4月，未见复发。

【MDT 点评】

副神经节瘤是一种罕见的分泌儿茶酚胺的神经内分泌肿瘤，是起源于肾上腺髓质嗜铬细胞（80%～85%）或肾上腺外副神经节嗜铬细胞（15%～20%）的神经内分泌肿瘤。副神经节瘤分为功能性和非功能性两类，功能性副神经节瘤特征表现为持续性高血压或伴阵发性加重，严重者

·笔记·

则可能导致高血压危象。头痛、心悸、多汗是该病最常见的“三联征”，高血压或体位性低血压患者合并上述三联征诊断为副神经节瘤的特异度高达95%。副神经节瘤的检查主要依靠影像学、核医学及相应的内分泌学检查，有临床症状的多属于功能性肿瘤，对于无明显临床症状者，多由影像学检出。

副神经节瘤（ICD－0 编码：8693/3）大体体积较大，直径3～20cm，外观为圆形或卵圆形，略呈分叶状，界限清但无包膜。切面实性，质地均匀，呈灰红色或暗红色，可有出血坏死、囊性变。镜下形态：肿瘤由主细胞和支柱细胞细成，主细胞排列成束、簇状，称“细胞球”，周围由支柱细胞包绕呈巢状结构。主细胞多呈多边形，胞质嗜酸淡染或呈细颗粒状，核小，圆形，核仁不明显。间质有丰富的血窦包绕细胞巢，呈器官样结构，并有数量不等的神经纤维、神经元及结缔组织或平滑肌束。副神经节瘤具有转移潜能，危险因素包括肿瘤侵犯包膜及血管，核分裂象多，瘤细胞异型明显，出现不规则多核瘤巨细胞，具有出血坏死灶。免疫组化：主细胞表达 NSE、CgA、Syn、NF，支柱细胞表达 S－100。

副神经节瘤的诊断应包括定性和定位诊断。定性诊断首选血浆游离或尿液甲氧基肾上腺素和甲氧基去甲肾上腺素检测。在获得儿茶酚胺产生过多的证据后，下一步进行定位检测。副神经节瘤的典型超声影像表现为混合性占位性病变，内部回声不均，肿块较大时呈囊实性，彩色多普勒检查见包膜上搏动样血流信号，而肿瘤内部无明显血流信号。副神经节瘤的 CT 表现为圆形或类圆形软组织影，边界清晰，肿瘤内部常有范围不等的坏死、出血、钙化，部分可见液平，瘤体被造影剂增强。CT 三期动态增强扫描后呈中度－明显强化，以“快进慢出”及“渐进性延迟强化”多见。副神经节瘤的 MRI 表现为类圆形、类椭圆形及不规则形的肿块，T1WI 呈等低信号，T2WI 和 DWI 实性成分均呈高信号，周围有丰富的毛细血管与纤维，增强呈渐进性强化，静脉期较动脉期增强明显，病灶内部分可见血管流空信号。

神经节瘤的早期诊断、分期需要内分泌科医生、影像科医生和外科医生的跨专业团队协作，这对该疾病的管理至关重要。因腹盆腔副神经节瘤位置较深，并且与周围血管及重要脏器毗邻，关系密切，术前应行超声、CT、MRI 等检查，明确肿瘤的位置关系，之后尽早尽快完全切除肿瘤，这是目前副神经节瘤最有效的治疗手段。

王一凡　王明帅　张　瑾　梁　晶　周　全　撰文

宋　刚　邢念增　审校

参考文献

[1] Koopman K, Gaal J, de Krijger RR. Pheochromocytomas and Paragangliomas: New Developments with Regard to Classification, Genetics, and Cell of Origin[J]. Cancers(Basel),2019,29:11(8).

[2] Goncalves J,Lussey-lepoutre C,Favier J,et al. Emerging molecular markers of metastatic phecochromocytomas and paragangliomas[J].

·笔记·

Ann Endocrinol(Paris),2019,80(3):159－162.
[3] MATSUI H,IKEUCHI S,ONODA N,et al. Malignant paraganglioma of the retroperitoneum with lung metastases: a 13-year survivor after radical surgery[J]. Asian J Surg,2007,30:752－791.
[4] 中华医学会内分泌学分会. 嗜铬细胞瘤和副神经节瘤诊断治疗专家共识(2020 版)[J]. 中华内分泌代谢杂志,2020,36(9):737－750.

·笔记·

病例 33　原发性尿道癌

【简要病史】

女，55 岁，主诉：发现尿道肿瘤 3 个月。现病史：患者 3 个月前自觉尿道口肿瘤，无尿频、尿急、尿痛，无排尿困难，未诊治。后肿瘤逐渐增大，出现尿潴留，留置尿管。行活检，病理回报：（尿道肿物）中分化鳞瘤。行病理会诊：（“尿道肿物”）鳞状细胞瘤，中分化。主要免疫组化：P16（+）CK7（-），Uroplakin（-），P63（+），P53（-），Ki-67（90% +）。现为进一步诊治，门诊以“尿道肿瘤”收入院。

【体征】

尿道口可见肿物突出，呈菜花样，侵犯阴道前壁，无触痛。

【化验】

血常规、肝功能等生化检查未见明显异常。

【辅助检查】

强化 MRI（图 33-1）：尿道下段可见肿物，大小约 4.0cm×3.1cm×3.6cm，T1WI 稍低信号，T2WI/FS 中高信号，DWI 高信号，增强扫描见明显不均匀强化，肿物部分突出于尿道外口，侵犯阴道前壁。子宫右旁可见肿物，大小约 3.2cm×2.8cm，T1WI 等信号，T2WI/FS 低信号，DWI 低信号，增强扫描见不均匀强化。膀胱内见导尿管，双侧附件区未见明确异常。

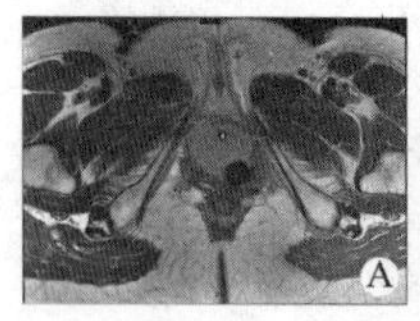
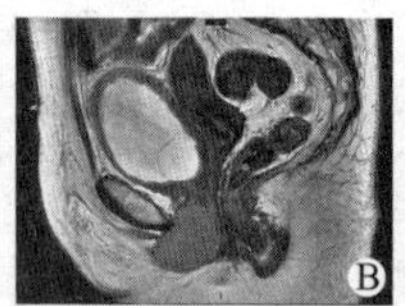
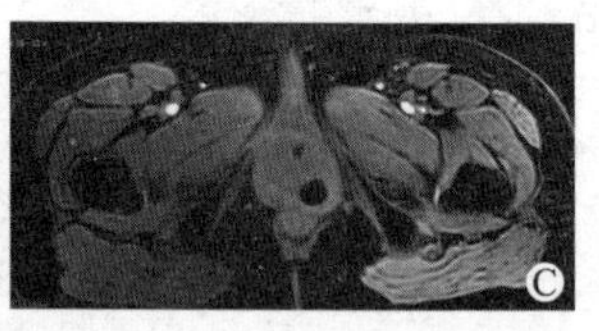

图 33-1　MRI 图像

A、B：尿道周围可见软组织信号肿物，边界清楚，信号均匀，T1WI 稍低信号，T2WI 中高信号；C：增强扫描轻度强化。

尿道及膀胱呈导尿管置入后改变。尿道部见不规则软组织肿物，伴摄取增高，最大 SUV42.2，PET 示最大截面约 4.3cm×3.0cm，肿物向后与阴道前壁分界不清。膀胱未充盈，壁厚，盆腔（双侧髂血管旁、闭孔区）、双侧腹股沟多发淋巴结，伴摄取增高，最大 SUV3.9，大者短径约 0.8cm。腹膜后散在小淋巴结，部分轻度摄取，最大 SUV1.7，大者短径约 0.7cm。总结：①尿道部见不规则软组织肿物，伴代谢增高，考虑恶性，可符合癌，病变与阴道前部关系密切，请结合镜检。膀胱未充盈，壁厚，建议一并结合镜检；②盆腔、双侧腹股沟多发淋巴结，伴代谢增高，考虑转移。

【诊断】

尿道肿瘤（T4NxM0）

子宫肌瘤

【MDT 目的】

制定下一步治疗方案。

【MDT 查房】

（1）影像科：尿道周围可见软组织信号肿物，增强扫描轻度强化。

(2) 病理科：典型的鳞状细胞癌有鳞状上皮细胞巢，这些细胞起源于表皮，并延伸至真皮。肿瘤细胞通常较大，有丰富的嗜酸性细胞质和较大的泡状细胞核，胞浆内可出现角化（角蛋白珍珠）。鳞状细胞癌的分级取决于识别鳞状上皮的特征（如细胞间桥、角化）、异型性和细胞有丝分裂。鳞状细胞癌可沿神经鞘、血管外膜和淋巴管浸润。在这些结构周围可看到炎症反应。肿瘤细胞可引起基质促结缔组织增生反应。

(3) 泌尿外科：建议手术切除。

【MDT 执行及随访】

行 3D 腹腔镜全膀胱切除 + 全尿道切除 + 子宫切除术 + 阴道切除 + 回肠通道术 + 双侧腹股沟淋巴清扫术 + 盆腔淋巴结清扫术，手术顺利。

术后病理示：(膀胱及全宫左附件及部分阴道壁) 中分化鳞状细胞瘤，伴高级别上皮内瘤变。肿瘤最大径 3.5cm，侵及阴道及尿道全层，累及膀胱三角区黏膜，未累及宫颈、宫体和宫底，未见脉管瘤栓及神经侵犯。前庭切缘、(左输尿管切缘) 和 (右输尿管切缘) 未见瘤，腺性膀胱炎，伴局灶鳞状上皮化生及慢性炎细胞浸润。

子宫内膜呈萎缩性改变。子宫肌壁间及浆膜下多发性平滑肌瘤，局灶伴钙化。慢性宫颈炎。(左) 输卵管及卵巢组织，伴输卵管系膜囊肿，淋巴结可见转移性癌 (2/33)，未累及淋巴结被膜外组织。

(左侧腹股沟淋巴结) 1/10。

(右侧腹股沟浅淋巴结) 1/8。

（右侧腹股沟深淋巴结）0/1。

（右侧盆腔淋巴结清扫）0/6。

（左侧盆腔淋巴结清扫）0/8 分期：pT3N1。

注：本例肿瘤同时侵犯尿道和阴道，与癌旁高级别上皮内瘤变存在移行区，很难从镜下辨别肿瘤原发部位。请结合临床及术中所见综合判断。左右输尿管切缘均未见癌。

【MDT 点评】

原发性尿道癌（PUC）是一种罕见的癌症。由于这种恶性肿瘤的发病率低，文献的主体主要是病例报告。PUC 是一种罕见的恶性肿瘤，占全球所有恶性肿瘤的比率 < 1%。男性发病率约是女性的三倍，老年人（即 > 75 岁）发病率上升。目前发现的 PUC 病因是导尿引起的尿道慢性刺激、继发于感染的慢性炎症、辐射、尿道憩室和狭窄。PUC 有几种组织学亚型，来自不同的细胞类型，具有潜在的不同生物学和临床行为，需要不同的治疗方法。主要的组织学类型是尿路上皮癌（UC），54% ~ 65% 的病例中存在，其次是鳞癌（16% ~ 22%）和腺癌（AC；10% ~ 16%）。其他较罕见的组织学类型包括黑色素瘤或肉瘤。

大约 50% 的患者在出现症状时出现局部晚期疾病，表现为大量血尿、尿道出血、尿道外肿块和膀胱下梗阻。尿液细胞学的敏感性有限，为 50% ~ 80%。组织学确认需要经尿道电切术（TUR）或冷活检。此外，应进行膀胱镜检查以检测伴随的膀胱肿瘤，因为尿道癌也可能通过微转移起源于膀胱。

过去，部分阴茎切除术是治疗男性 PUC 的主要选择，但今天，目前的指南一致认为，在保持良好的局部癌症控制的同时，可以实现阴茎的手术保留。事实上，这一战略已成为首选。原发性肿瘤的远端位置已被证明可提高生存率。在女性中，目前的指南建议切除完整尿道，尿道周围组织和球海绵体肌肉的边缘较宽，直至膀胱颈和盆骨，因为同时定位近端和远端肿瘤会缩短 PFS。在这些情况下，耻骨上尿路造口术或尿袋是尿路分流所必需的。虽然女性可以进行部分尿道切除术或 TUR，但复发率高达 60%，存活率显著下降。彻底手术切除原发性病变的重要性是控制局部疾病的关键。因此，只有在能够保证完全切除肿瘤的情况下，才应考虑部分尿道切除术，因为 PFS 和 OS 是该疾病的最重要终点，在失败的情况下挽救治疗选择有限。与 EAU 指南相反，NCCN 根本不建议女性进行膀胱保留手术。

通过外照射治疗或近距离放疗，中位数为 50 ~ 65 Gy 的局部放疗（RT）可以为女性提供手术的替代方案。尽管治疗是可能的，5 年生存率高达 41%，但几乎一半的患者患有治疗相关的不良反应，如狭窄、瘘管、膀胱出血和（或）坏死。此外，必须考虑肿瘤扩展到整个尿道时的更差结果。

在局限性 PUC 中，男性可以进行保留阴茎的手术，而女性则建议进行带周围组织的完全尿道切除术，以尽量减少因边缘阳性而导致的复发。与手术相比，放疗（RT）的生存率和复发率更差，而且副作用更大，限制了其在生殖器保留治疗中的应用。局部晚期 PUC 应采用多模式治疗，因为单一治疗会导致较低的复发率和生存率。手术范围尚不确定，支持根治性囊肿切除术和全尿道切除术。淋巴结受累是生存的预测因素，这突出了淋巴结清扫在疾病控制和分期中的作用。RT 可与手术和（或）化疗（CHT）联合提高生存率。基于铂的新辅助 CHT 可以改善总体生存率和无复发生存率。复发时，手术和（或）CHT 的抢救治疗可以提高生存率。前列腺尿道浅表性尿路上皮癌可以通过经尿道电切术治疗。间质侵犯通常以伴发膀胱癌为特征，预后较差，需要行或不行全身性术前 CHT 的 RCU。

司占南　张　瑾　吴丽媛　周　全　撰文

宋　刚　邢念增　审校

参考文献

[1] Janisch F, Abufaraj M, Fajkovic H, et al. Current Disease Management of Primary Urethral Carcinoma[J]. EurUrol Focus, 2019, 5(5):722 - 734.

[2] Van de Voorde W, Meertens B, Baert L, et al. Urethralsquamous cell carcinoma associated with urethral stricture andurethroplasty [J]. Eur J Surg Oncol, 1994, 20:478 - 483.

[3] Thomas AA, Rackley RR, Lee U, et al. Urethral diverticula in 90 female patients: a study with emphasis onneoplastic alterations[J]. J Urol, 2008, 180:2463 - 2467.

[4] Cupp MR, Malek RS, Goellner JR, et al. Detection ofhuman papillomavirus DNA in primary squamous cell carcinoma ofthe male urethra[J]. Urology, 1996, 48:551 - 555.

[5] Gheiler EL, Tefilli MV, Tiguert R, et al. Management of primary

urethral cancer[J]. Urology,1998,52:487 - 493.

[6] Touijer AK, Dalbagni G. Role of voided urine cytology in diagnosingprimary urethral carcinoma[J]. Urology,2004,63:33 - 35.

[7] Donat SM, Wei DC, McGuire MS, et al. The efficacy of trans - urethral biopsy for predicting the long - term clinical impact of prostatic invasive bladder cancer[J]. J Urol,2001,165:1580 - 1584.

[8] Kakizoe T, Tobisu K. Transitional cell carcinoma of the urethra inmen and women associated with bladder cancer[J]. Jpn J Clin Oncol,1998,28:357 - 359.

[9] Gakis G, Witjes JA, Compérat E, et al. EAU guidelines on primaryurethral carcinoma[J]. EurUrol,2013,64:823 - 830.

[10] Spiess PE, Agarwal N, Bangs R, et al. Bladder cancer, version 5. 2017,NCCN clinical practice guidelines in oncology[J]. J Natl ComprCanc Netw,2017,15:1240 - 1267.

[11] Smith Y, Hadway P, Ahmed S, et al. Penile - preserving surgery for male distal urethral carcinoma[J]. BJUInt,2007,100:82 - 87.

[12] Gakis G, Morgan TM, Daneshmand S, et al. Impact ofperioperativechemotherapy on survival in patients with advanced primary ure - thral cancer:results of the international collaboration on primary urethral carcinoma[J]. Ann Oncol,2015,26:1754 - 1759.

[13] Gakis G, Schubert T, Morgan TM, et al. The prognostic effect ofsalvage surgery and radiotherapy in patients with recurrent primary urethral carcinoma[J]. Urol Oncol,2018,36(1):10,7 - 10,14.

[14] Rabbani F. Prognostic factors in male urethral cancer[J]. Cancer,2011;117(11):2426 - 2434.

[15] Karnes RJ, Breau RH, Lightner DJ. Surgery for urethral cancer [J]. UrolClin North Am,2010,37:445 - 457.

[16] Kang M, Jeong CW, Kwak C, et al. Survival outcomes andpredic-

· 笔记 ·

tive factors for female urethral cancer: Long – term experiencewith Korean patients[J]. J Korean Med Sci,2015,30:1143 – 1149.

[17] Garden AS, Zagars GK, Delclos L. Primary carcinoma of the femaleurethra. Results of radiation therapy[J]. Cancer,1993,71:3102 – 3108.

[18] Dimarco DS, Dimarco CS, Zincke H, et al. Surgical treatment for localcontrol of female urethral carcinoma[J]. Urol Oncol,2004,22:404 – 409.

病例34　阴道癌侵犯尿道

【简要病史】

女，63岁，主诉：检查发现尿道肿瘤1个月。现病史：患者1个月前因尿道外口疼痛不适就诊于我院妇科，MRI提示阴道下段前壁至会阴部不规则结节，包绕侵犯尿道至尿道外口，范围约2.5cm×2.2cm。阴道前壁肿物活检病理提示鳞状细胞癌。

【体征】

尿道口前部与尿道邻接部位菜花样肿物，直径约>3cm，质脆，肿物主要累及尿道口，上延伸至尿道中上1/3，阴道壁中上段光滑。

【化验】

血常规、肝功能等生化检查未见明显异常。

【辅助检查】

PET/CT：①会阴区软组织肿物，伴代谢增高，可符合恶性。宫颈不大，伴轻度代谢，请结合阴道镜检及病理结果；②双侧整血管旁及双侧腹股沟区淋巴结，部分伴代谢增高，部分需警惕为转移，建议密切随诊。会阴区软组织肿物，伴摄取增高，最大SUV18.2，PET示病变范围约3.5cm×3.2cm，累及阴道下段。宫颈不大，伴轻度摄取增高，最大SUV2.0。双侧腹股沟区淋巴结，部分伴摄取增高，最大SUV4.4，大者短径约0.9cm。双侧髂血管旁淋巴结，伴摄取增高，最大 SUV3.4，大者短径约 0.5cm。腹腔、腹膜后及左侧腹股沟未见明显肿大淋巴结。

盆底 MRI 见图 34－1。

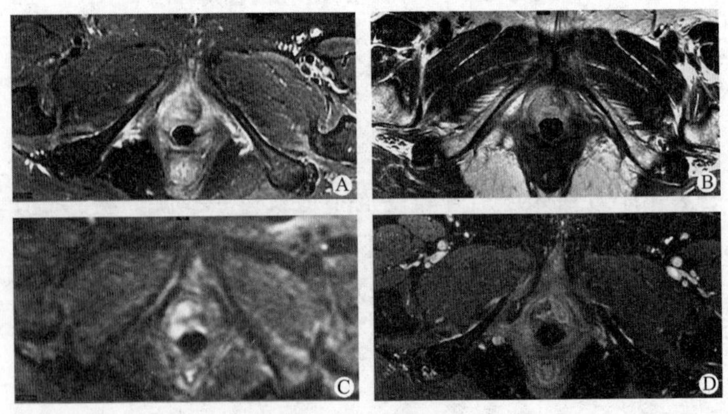

图 34－1　MRI 图像

A、B：尿道旁软组织不均匀增厚，T2WI 及 T2WI/FS 不均匀高信号；C：边界欠清，尿道受压向左侧移位，DWI 高信号；D：增强扫描低强化，周边略环形强化。

【诊断】

阴道恶性肿瘤

尿道继发恶性肿瘤

右侧腹股沟淋巴结继发恶性肿瘤

【MDT 目的】

明确诊断及治疗方案。

【MDT 查房】

（1）影像科：盆底 MRI 扫描。

（2）病理科：典型的鳞状细胞癌有鳞状上皮细胞巢，这些细胞起源于表皮，并延伸至真皮。肿瘤细胞通常较大，有丰富的嗜酸性细胞质和较大的泡状细胞核，胞浆内可出

·笔记·

现角化（角蛋白珍珠）。鳞状细胞癌的分级取决于识别鳞状上皮的特征（如细胞间桥、角化）、异型性和细胞有丝分裂。鳞状细胞癌可沿神经鞘、血管外膜和淋巴管浸润。在这些结构周围可看到炎症反应。肿瘤细胞可引起基质促结缔组织增生反应。

（3）泌尿外科：患者目前检查提示阴道癌累及尿道伴淋巴结转移，建议手术切除，术中同时清扫淋巴结。

【MDT 执行及随访】

积极术前准备，向患者交待病情及治疗方案后，行 3D 腹腔镜下双侧腹股沟淋巴结清扫术 + 机器人辅助腹腔镜下根治性膀胱切除术 + 全尿道切除术 + 阴道前壁切除术 + 双侧盆腔淋巴结清扫 + 回肠通道术。

术后病理：（全膀胱及全尿道及阴道前壁及全子宫双附件）阴道下段前壁中分化鳞状细胞癌，HPV 相关型。肿瘤最大径 3.2cm，由后向前侵达尿道至黏膜固有层，累及尿道外口黏膜，未累及阴道穹窿、子宫、双侧附件及膀胱，未见明确脉管瘤栓及神经侵犯。（右侧阴道断端切缘）、（右侧阴道断端切缘 2）可见鳞状细胞癌。（肿瘤左侧切缘 1）冰冻切片于纤维组织边缘见小灶游离鳞状上皮，细胞有异型性，石蜡制片连切后病变消失。（肿瘤下切缘）冰冻切片中未见癌，经石蜡制片后局部可见少许鳞状细胞癌，距离一侧切缘最近处 <1mm.（肿瘤右侧切缘 1）、（肿瘤左侧切缘 2）、（阴道后壁切缘）、术后病理中（左侧输尿管断端）、（右侧输尿管断端）及双侧宫旁组织均未见癌。萎缩性子宫内膜。宫颈及颈管黏膜组织呈慢性炎，伴潴留囊肿形成。双侧卵巢及输卵管组织。（阑尾）阑尾组织呈慢性

炎。阑尾切缘未见肿瘤。

淋巴结转移性癌（1/41）。膀胱右输尿管开口周围淋巴结 0/2。

（1）（左侧腹股沟淋巴结）0/8。

（2）（右侧腹股沟淋巴结）1/12。

（3）（左侧盆腔淋巴结清扫）0/5。

（4）（右侧盆腔淋巴结清扫）0/14。

pTNM 分期：pT4N1（供临床参考）。

免疫组化结果显示：P16(3+)，Ki-67(密集区+90%)，P53(+5%，呈野生型表达方式)，AE1/AE3(3+)，PD-L1 Negl-)，PD-L1(22C3)(CPS 2)、HER2(1+)。

【MDT 点评】

原发性阴道癌是一种罕见的恶性肿瘤，占所有女性生殖道癌症的 1%~2%。原发阴道癌被严格定义为一种没有宫颈癌或外阴癌证据的疾病，或在过去五年内没有这两种癌症的病史。阴道鳞状细胞癌（SCC）占所有原发性阴道癌患者的 90%，其次是腺癌、透明细胞腺癌、黑色素瘤、肉瘤和阴道淋巴瘤。大多数阴道病变（80%~90%）起源于宫颈、外阴病变或其他局部部位，如子宫内膜、膀胱、乙状结肠直肠或卵巢。远处转移部位包括结肠、乳房和胰腺。对于怀疑原发阴道癌的患者，应经组织病理学活检确诊。

目前，由于原发性阴道癌的罕见性，指导方针通常基于有限的研究。早期阴道癌通常通过手术或放射治疗来治疗。晚期癌症的治疗采用放射治疗和同时联合化疗，但由于膀胱、尿道和直肠的邻近，手术的作用常常有限。对于晚期疾病或放疗后复发的瘘管患者，手术可能有帮助。放

·笔记·

疗是治疗阴道癌的基石，尤其是在晚期。放疗的主要优点是保存器官。如果肿瘤位于阴道远端，治疗计划以覆盖肿瘤区域、受累区域和淋巴结对于获得最佳结果至关重要。研究表明，阴道癌患者使用联合放化疗（CCRT）的人数有所增加，并与显著改善有关。CCRT 应纳入阴道癌的治疗指南。放疗包括 EBRT 和腔内放疗（ICRT）或近距离放射治疗。

司占南　张　瑾　吴丽媛　周　全　撰文
宋　刚　邢念增　审校

参考文献

[1] Gadducci A, Fabrini MG, Lanfredini N, et al. Squamous cell carcinoma of the vagina: natural history, treatment modalities and prognostic factors[J]. Crit Rev Oncol Hematol, 2015, 93(3): 211 - 224.

[2] Rajagopalan MS, Xu KM, Lin JF, et al. Adoption and impact of concurrent chemoradiation therapy for vaginal cancer: a National Cancer Data Base (NCDB) study[J]. Gynecol Oncol, 2014, 135(3): 495 - 502.

病例35　静脉内平滑肌瘤病

【简要病史】

女，67岁，主因“盆腔肿瘤术后8个月，检查复发1月”入院。患者8个月前行盆腔肿物切除术，术后病理示：腹膜后间叶源性肿瘤，考虑孤立性纤维肿瘤。1个月前复查MRI：左侧附件区病变，考虑复发。CT示：盆腔左侧异常密度影，考虑复发。既往行子宫全切+左侧附件切除术，术后病理：子宫多发平滑肌瘤，附件无异常。

【体征】

无明显阳性体征。

【化验】

血常规、肝肾功能等生化检查未见明显异常。

【辅助检查】

盆腔增强MRI（图35-1）：“盆腔肿物切除术后”复查，现所见如下：①子宫缺如，左侧附件区可见信号异常肿物，约3.5cm×2.6cm，边界不清，T2WI/FS稍高信号，DWI扩散受限，增强不均匀强化，倾向恶性，转移？肿瘤复发？②膀胱壁不均匀增厚，倾向炎症，右侧附件区未见明确异常；③盆腔、腹膜后未见明确肿大淋巴结。

PET/CT：子宫及双侧附件切除术后，左侧附件区软组织肿物，伴轻度代谢，首先考虑复发/转移，建议结合病理。

·笔记·

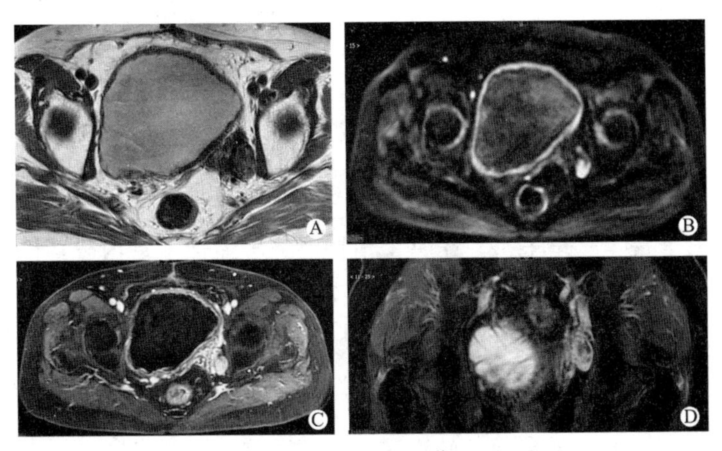

图 35－1　MRI 图像

A：盆腔术后，子宫缺如，膀胱左后方近盆壁可见信号异常结节，边界欠清，T2WI 稍高信号；B：DWI 扩散受限；C、D：增强不均匀强化。

病理会诊如下所述。

（1）（腹膜后肿物）梭形细胞软组织肿瘤。原单位主要免疫组化染色结果：vimentin(3＋)，SMA(－)，CD56(2＋)，CK(－)，Ki－67（个别＋），CD34(－)，S－100(－)。注：复阅患者既往病历等资料，获悉患者 2012 年曾切除子宫及左侧附件，病理报告显示：子宫多发平滑肌瘤，附件无异常。多次影像检查显示左附件区肿物。本次会诊切片显示梭形细胞软组织肿瘤，伴小灶可疑坏死及大片玻璃样变。肿瘤细胞短形，排列成条索样、假腺样等结构。未见明确核分裂象。鉴别诊断包括：平滑肌瘤？子宫内膜间质肿瘤？滑膜肉瘤？卵巢性索间质肿瘤？其他。

（2）（腹膜后肿物）短梭形细胞肿瘤。免疫组化结果显示：CD10（灶状＋），Inhibin（灶状＋），ER(＋)，PR(－)，

DOG1(-), CD117(-), Ki-67（个别+）。注：短梭形细胞肿瘤，伴黏液变性及微囊样结构形成。结合病史及免疫组化染色结果，首先考虑女性性索间质肿瘤（颗粒细胞瘤?）或平滑肌瘤伴性索分化，建议借既往“子宫及左附件”手术标本比对，并补充免疫组化染色助诊。

（3）（全子宫）子宫平滑肌瘤。萎缩性子宫内膜。慢性宫颈及宫颈内膜炎，宫颈内膜息肉。卵巢及输卵管未见特殊。免疫组化结果显示：SMA(2+), CD56(3+), Caldesmon(2+), Inhibin(-)。注：本次会诊的肌瘤组织与既往会诊的“腹膜后肿瘤”组织病理学形态及免疫表型不一致，倾向两种肿瘤。必要时可切除“腹膜后肿瘤”送检。

【诊断】

盆腔肿物

腹膜后肿物（术后）

【MDT 目的】

明确肿瘤性质，决定治疗方案，评估术前是否需要行放化疗。

【MDT 查房】

（1）影像科：影像学结果提示患者左侧附件区 3.5cm 信号异常肿物，倾向恶性，首先考虑肿瘤复发/转移，建议结合病理明确诊断。

（2）病理科：根据患者病史及三次病理会诊，考虑盆腔肿瘤复发可能性大。

（3）放疗科：根据患者病史及相关检查，考虑盆腔肿瘤复发，可行手术，根据术后病理可行辅助放疗。

(4) 泌尿外科：患者肿瘤具备手术指征，术中术后出血、二次手术、术后病理良性等可能的手术风险及并发症，术后进一步放化疗可能，向患者及家属详细交待病情和围手术期风险，如接受手术风险，充分术前准备，限期手术治疗。

【MDT 执行及随访】

积极术前准备，向患者及家属交待病情及治疗方案后，行 3D 腹腔镜下盆腔肿物切除术。

肿瘤大体呈条状，两枚，大小 3.5cm × 2.5cm × 1.7cm 和 5.5cm × 1cm × 0.8cm，切面灰白实性质硬。

术后病理：“子宫及双侧附件切除术后”（盆腔肿物）形态结合临床术中所见、病史及免疫组化结果，提示为静脉内平滑肌瘤病。免疫组化结果显示：AE1/AE3 (–)，Desmin(–)，EMA(–)，Ki-67(+5%)，S-100(–)，SMA(1 +)，Vimentin(3 +)，STAT6(–)，D2-40(2 +)，F8(–)，Fli1(1 +)，CD10(局灶 +)，CD34(–)。

随访 5 个月，未见复发。

【MDT 点评】

静脉内平滑肌瘤病（IVL）是一种罕见疾病，常发生于有静脉血栓或右心房肿块症状的围绝经期妇女。自首例病例被报道以来，至今已有一百多年的历史，但临床发病率极低，具有深刻的临床研究意义。早期识别和管理可以防止致命的后果。有平滑肌瘤病史和血管内充盈缺陷的女性患者应考虑 IVL。据报道，约 94.34% 的 IVL 患者有子宫肌瘤或既往有子宫肌瘤手术史。鉴于本例患者曾行全子宫 + 附件切除术，既往子宫肌瘤及腹膜后间叶源性肿瘤术后病史，本次就诊影像学提示左侧附件区软组织肿物，应考虑 IVL。

·笔记·

IVL大体肿瘤在静脉内呈蛇形蜿蜒生长。镜下形态：静脉内可见增生的平滑肌结节，分化良好，核分裂象罕见，间质可伴有水肿或透明样变性，少数病例可富于细胞，偶见核分裂象（<1/10HPF），部分病例可能由子宫平滑肌瘤向血管内播散所致。免疫组化：瘤细胞表达SMA、desmin、MSA。

目前IVL的发病机制尚不完全清楚。1975年Norris和Parmley等人的报道指出IVL可能来自于肌层内的静脉壁，也可能是由于肌层平滑肌瘤异常广泛的血管侵犯而形成的。也有学者认为该病与雌激素水平和染色体核型有关。

近20%~30%的IVL患者无症状。IVL的常见症状包括盆腔肿块、阴道异常出血或月经过多、腹胀或疼痛、胸闷或心慌、下肢肿胀、呼吸困难或昏厥。当肿瘤扩散到心脏或肺动脉时，更多患者会出现胸部不适、呼吸短促、晕厥或猝死。

IVL的诊断通常采用CT或MRI等影像学方法。CT血管重建成像能清晰显示肿瘤的位置、大小和延伸途径，在制定周密的手术方案以获得良好的治疗效果方面具有临床意义。IVL的MRI图像表现为T1信号强度等，T2信号强度不均匀，造影后增强不均匀。

考虑到IVL患者ER、PR的高表达，激素治疗被广泛应用。但手术仍然是IVL的最佳治疗方案。

王一凡　王明帅　张　瑾　梁　晶　周　全　撰稿

宋　刚　邢念增　审校

参考文献

[1] Suwei Lan, XingchaWang, YangLi, et al. Intravenousleiomyomatosis: A case study and literature review[J]. Radiol Case Rep, 2022, 17(11): 4203-4208.

[2] Norris HJ, Parmley T. Mesenchymal tumors of the uterus. V. Intravenous leiomyomatosis. A clinical and pathologic study of 14 cases[J]. Cancer, 1975, 36: 2164-2178.

[3] Wang L, Yang Y, Li MH, et al. Intravenous leiomyomatosis of uterus: report of a case[J]. Zhonghua Bing Li Xue Za Zhi, 2019, 48: 648-650.

[4] Lam PM, Lo KW, Yu MY, et al. Intravenous leiomyomatosis: two cases with different routes of tumor extension[J]. J Vasc Surg, 2004, 39: 465-469.

[5] Zhang S, Zhang Q, Gong M, et al. Value of CT combined with ultrasonography in diagnosis of uterine intravenous leiomyomatosis invading the right heart system[J]. Journal of Medical Imaging, 2019, 29: 2055-2058.

[6] Ma G, Miao Q, Liu X, et al. Different surgical strategies of patients with intravenous leiomyomatosis[J]. Medicine (Baltimore), 2016, 95(37): e4902.

病例 36　前列腺癌

【简要病史】

男，55 岁，主因“发现前列腺癌 1 年半，无痛间断终末肉眼血尿 20 余天”入院。患者 1 年半前因 PSA 升高（150ng/ml），盆腔及腹膜后、颈部淋巴结肿大，行前列腺穿刺活检示：前列腺腺癌，GS 5 + 4 = 9 分。行雄激素去除治疗 + 阿比特龙 + 泼尼松治疗。20 余天前患者开始间歇出现终末肉眼血尿。

【体征】

无明显阳性体征。

【化验】

PSA：185ng/ ml，血常规、肝肾功能等生化检查未见明显异常。

【辅助检查】

盆腔增强 MRI（图 36 - 1）：①前列腺形态不规则，原外周带肿物较前缩小，现可见前缘局部呈结节状突出，推压膀胱后壁，T1WI 呈等信号，T2WI 呈稍高信号，DWI 局部扩散受限，增强可见持续不均匀强化，原膀胱后壁局限性增厚较前减轻，请结合临床；②右侧输尿管下段近膀胱入口处管壁局限性增厚较前减轻，T1WI 呈等信号，T2WI 呈稍低信号，DWI 呈高信号，增强可见渐进性强化，右侧输尿管扩张、积水亦较前减轻；③双侧髂血管旁淋巴结较前缩小、减少，现大者短径约 0.3cm，请随访；④盆腔极少量积液；⑤MRU：膀胱充盈良好，右侧输尿管入膀胱处显示欠清，右侧肾盂及输尿管上段轻度扩张，膀胱后壁呈受推压改变，左侧输尿管未见明确异常；⑥右侧髋臼见异常信号结节，T1WI 和 T2WI 均呈低信号，DWI 未见扩散受限，增强扫描未见异常强化，倾向良性，请随诊。

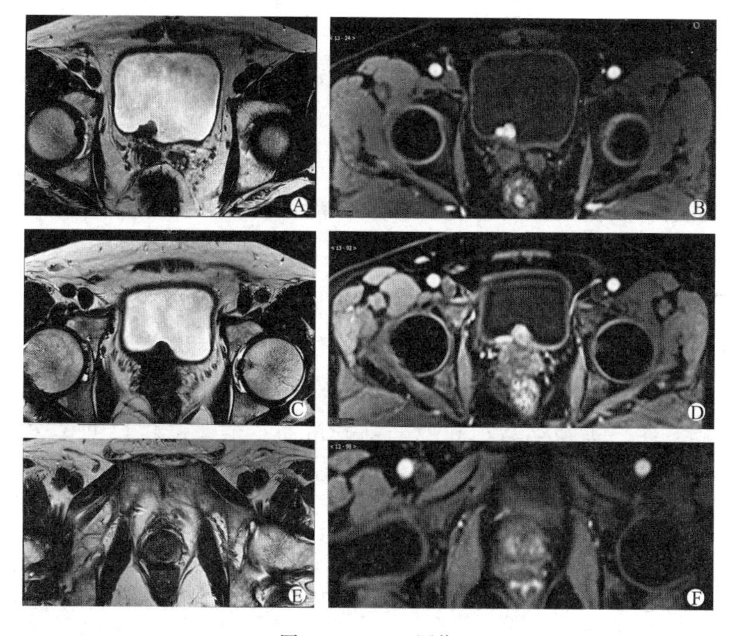

图 36－1　MRI 图像

A、B：膀胱右后壁近输尿管开口处见一结节；C、D：尿道口见一结节，T2WI 呈等信号，增强扫描可见较明显强化。前列腺外周带变薄，未见异常信号，移行带饱满。

腹部超声：前列腺癌治疗后；前列腺回声不均；右侧肾盂输尿管移行处稍宽。

·笔记·

【诊断】

前列腺癌（T4NxMx）

右侧输尿管肿瘤（转移?）

膀胱尿道内口肿瘤（转移?）

【MDT 目的】

明确肿瘤性质，决定治疗方案。

【MDT 查房】

（1）影像科：患者 MRI 提示前列腺外周带肿物局部呈结节状突出，推压膀胱后壁，右侧输尿管下段近膀胱入口处管壁局限性增厚较前减轻，结合患者病史，考虑前列腺癌及右侧输尿管、膀胱转移灶可能性较大，不除外膀胱输尿管原发肿瘤可能。

（2）泌尿外科：结合患者病史及相关检查，目前前列腺癌诊断明确，使用阿比特龙治疗效果不佳。MRI 提示前列腺癌转移灶可能性大，但不完全除外膀胱输尿管原发肿瘤可能。为减轻前列腺癌的肿瘤负荷，可考虑行局部手术治疗，同时配合系统性治疗。告知患者及家属手术风险，术中及术后出现并发症风险较高，向患者及家属详细交待病情和围手术期风险，如接受手术风险，充分术前准备，限期手术治疗。

【MDT 执行及随访】

积极术前准备，向患者及家属交待病情及治疗方案后，行 3D 腹腔镜下根治性前列腺切除 + 右侧输尿管下段切除 + 膀胱翻瓣术。

术中冰冻病理示：（右输尿管残端）平滑肌组织及少许脱落退变的尿路上皮细胞，目前未见明确恶性证据。

大体前列腺 5cm × 4.3cm × 3.9cm，切面灰白、实性、质韧。术后病理如下所述。

（1）（前列腺、前列腺肿物、输尿管肿物、精囊、输精管）前列腺腺癌，Gleason 评分：5 + 4 = 9 分，约占前列腺总体积的 70%。肿瘤累及前列腺双侧叶，可见神经侵犯及小灶脉管瘤栓。肿瘤累及前列腺被膜外组织，累及双侧精囊腺，肿瘤细胞退变明显伴纤维化及炎细胞浸润，结合病史，符合轻度治疗后改变。周围前列腺组织呈萎缩性改变。前列腺上切缘及下切缘可见癌累及。环周切缘及双侧输精管切缘未见癌。尿道内口、膀胱壁组织及输尿管组织（输尿管结构不清，依据临床提示）可见癌浸润，形态符合前列腺腺癌。膀胱颈端切缘及尿道内口切缘可见癌。

（2）（右侧输尿管下段）输尿管壁可见癌浸润，形态符合前列腺腺癌。（右输尿管残端）未见癌。pTNM：ypT3b。免疫组化结果显示（择取两个蜡块）：CK34βE12（ - ），P504S(1 +)，P63(-)，PSA(2 +)，AE1/AE3(3 +)。11 号蜡块：AE1/AE3(3 +)，P504S(2 +)，PSA(2 +)，GATA(3 -)，CK34βE12(-)。47 号蜡块：AE1/AE3(3 +)，P504S(2 +)，PSA(-)，GATA3(-)，CK34βE12(-)。

随访 1 年半，未见复发。

【MDT 点评】

前列腺腺癌（ICD - 0 编码：8140/3）好发于老年人前列腺外周带，是前列腺最常见的恶性肿瘤。临床上常出现下尿路梗阻症状，直肠指诊可触及肿块，血清 PSA 常升高。

前列腺癌大体可单发或多发，切面呈灰白、灰黄色，无包膜，质硬。镜下形态：肿瘤细胞排列成腺泡状、筛状、乳头状或实性，腺体之间可发生融合。胞质可淡染或呈泡沫状，可轻度嗜碱、嗜酸或呈空泡状，也可呈颗粒状。腺泡腺癌基本的诊断标准包括浸润性生长、腺体结构异常、缺乏基底细胞和核非典型性。浸润性生长包括浸润间质、平滑肌、神经周围、血管或淋巴管。腺体结构异常是指腺体形态及大小不规则，腔内缘缺乏正常的乳头状结构，缺乏基底细胞，腺腔中可出现类晶体、酸性黏液或胶原小结。核非典型性是指细胞核增大且不规则，核质比增高，染色质增粗、靠近核膜，有一个或多个明显的大核仁。部分细胞核深染、结构模糊呈煤球状。前列腺癌具有高度异质性，部分肿瘤惰性，部分前列腺癌有高度侵袭性。

目前 WHO/国际泌尿病理学会评价其恶性度采用分级分组系统，该系统根据前列腺癌格利森评分系统（Gleason 评分）总评分和疾病的危险度不同将前列腺癌分为 5 组，分别为分级分组 1 组（Gleason 评分≤6 分），分级分组 2 组（Gleason 评分 3 +4 =7 分），分级分组 3 组（Gleason 评分 4 +3 =7 分），分级分组 4 组（Gleason 评分 8 分），分级分组 5 组（Gleason 评分 9 和 10 分）。

Gleason 分级是目前国内外应用最广泛的前列腺癌分级系统，能较好地预测患者的预后，根据腺体分化程度划分为 5 级，包括主要和次要两种生长方式，主要生长方式是指占优势的生长方式，次要生长方式是指不是主要成分，但至少占 5% 以上。Gleason 评分以两种评分相加，以此作为判断预后的标准。

1级：少见。境界清楚，由圆形癌性腺泡组成。腺泡形态均一，轮廓及腔面圆整，间距均匀，部分腺腔内可见类晶体或少量酸性黏液。癌细胞细胞膜清楚，胞质透亮或淡染，核及核仁中等大小。穿刺活检中一般不诊断为1级。

2级：缺乏明确境界，腺泡间距不等，其他与1级相似。

3级：最常见。肿瘤边缘不规则，腺泡可大、可小，可呈乳头状或筛状。腺泡大小不一，常相差2倍以上。腺泡间距常大于一个腺泡，彼此不融合。

4级：腺泡融合，癌巢边缘不整齐，癌细胞可为嗜碱性的或胞质透亮的大细胞。

5级：癌组织呈片状或实性细胞团，杂乱分布，边缘不整齐。形态学可像乳腺粉刺癌一样中心有坏死灶，也可为弥漫性小细胞或间变型癌，只有少量分散的腺腔。印戒细胞癌也包括在内。

免疫组化：癌组织表达P504S和PSA，不表达基底细胞标记34βE12和p63。

虽然局限前列腺癌的预后良好，5年相对生存率为99%，但转移性前列腺癌的5年癌症特异性生存率仅为30%。

病理组织检查是当前诊断前列腺癌的“金标准”，但是病理检查本身具有较高的风险性、创伤性，导致患者诊断耐受性与依从性较差。影像组学在预测PCa方面具有重要价值，多项研究表明基于T2WI、DWI、ADC和DCE的单一序列或者联合序列的影像组学模型都能很好地预测PCa，

·笔记·

提高 PCa 诊断效能，减少不必要的前列腺穿刺活检。目前，MRI 影像学检查在呈现 PCa 病灶形态学改变时，诊断效果相对理想。前列腺外周带的 T2WI 图像表现为对称新月形高信号影，而中央带、移行带则表现出低信号影。T2WI 对于前列腺外周带癌具有较高诊断敏感度，然而特异度不佳。通常情况下，前列腺癌在 DWI 图像上呈明显高信号，而在 ADC 图像上则为低信号。大部分前列腺癌在 DCE 扫描图像上呈早期快速强化征象，和周围未强化组织具有鲜明对比，并且延迟期信号减低。T2WI、DWI 及 DCE 三者结合，在前列腺癌临床诊断中具有较高应用价值。

目前，转移性前列腺癌患者的治疗具有挑战性，应该涉及多学科团队（泌尿外科专家、肿瘤内科专家、放射肿瘤专家、放射学专家和核医学专家)，以确保患者在不同的治疗方案中得到最好的治疗。正在进行和未来的研究不仅有助于确定最佳的治疗排序，而且有助于更好地对转移性前列腺癌患者实施个体化治疗策略。

王一凡　王明帅　张　瑾　梁　晶　周　全　撰文

宋　刚　邢念增　审校

参考文献

[1] Siegel RL, Miller KD, Jemal A. Cancer statistics, 2020[J]. CA Cancer J Clin, 2020, 70(1):7 –30.

[2] AHDOOT M, WILBUR A R, REESE S E, et al. MRI – targeted,

·笔记·

systematic and combined biopsy for prostate cancer diagnosis[J]. New England Journal of Medicine,2020,382(10):917-928.

[3] CaglicI,PovalejBrzanP,Warren A Y,et al. Defining the incremental value of 3D T2-weighted imaging in the assessment of prostate cancer extracapsular extension[J]. Eur Radiol,2019,29(10):5488-5497.

病例 37　乙状结肠癌累及膀胱

【简要病史】

男，68 岁，主因“确诊乙状结肠腺癌半月余”入院。患者半月前因反复尿路感染就诊，行肠镜示“进镜至距肛门 28cm 可见全周型肿物，自发性出血，镜身不可通过”，取病理示“乙状结肠癌”，行膀胱镜示“膀胱内肿物大小约 3.0cm×2.2cm×4.0cm，呈菜花样突入膀胱”，取病理结果示“膀胱中分化腺癌”。既往：5 年前行前列腺癌根治术。

【体征】

无明显阳性体征。

【化验】

PSA：2.75ng/ml（0～4.0ng/ml）。血常规、肝肾功能等生化检查未见明显异常。

【辅助检查】

腹部及盆腔增强 CT（图 37－1）：①前列腺术后，术区未见异常肿物影，请随访；②膀胱未充盈，可见一结节凸向腔内，约 2.2cm×2.0cm，明显强化，形状欠规整，边界尚清，可符合膀胱癌，建议结合膀胱镜；③肠腔内较多内容物，乙状结肠肠壁不规则增厚强化，管腔狭窄，厚约 1.5cm，浆膜面模糊，可符合恶性，请结合镜检。乙状结肠系膜可见数个淋巴结，大者短径约 0.6cm，请随诊。

·笔记·

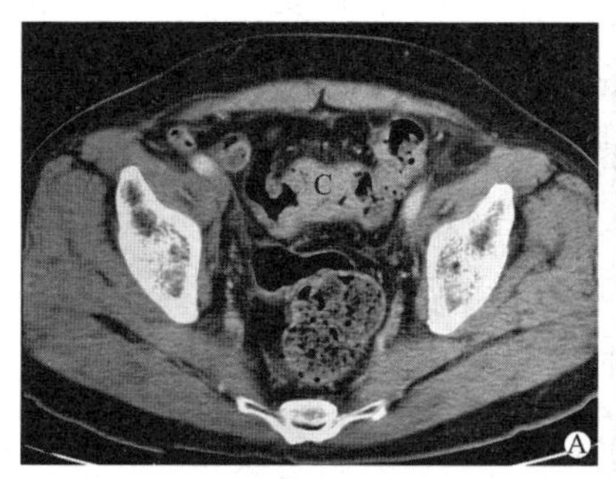

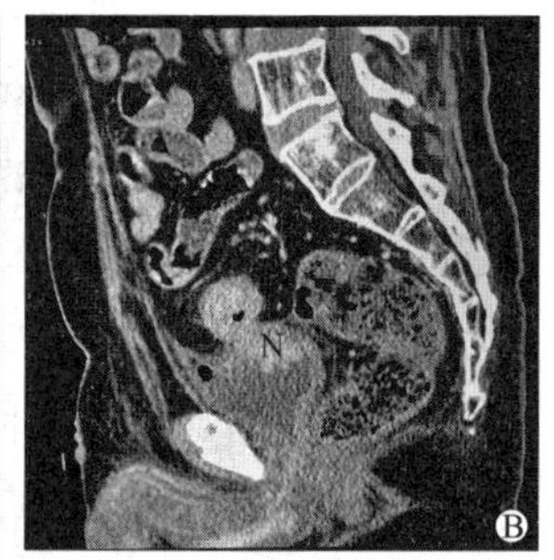

图 37－1　CT 图像

A：乙状结肠肠壁不均匀增厚（字母“C”示），肠腔狭窄，符合结肠癌表现；B：膀胱充盈欠佳，膀胱顶部可见软组织结节（字母“N”示）凸向腔内。

盆腔增强 MRI（图 37－2）：①前列腺术后，术区未见异常信号结节及肿物影，请随访；②乙状结肠壁局部增厚，局部形成肿物，大小约 4.4cm × 3.8cm，局部肠腔明显狭窄，T1WI 稍低信号，T2WI/ FS 中高信号，DW1 高信号，增强扫描不均匀明显强化，病变处外膜毛糙、可见多发索条影，侵及邻近膀胱壁并凸向腔内，符合结肠癌侵及膀胱，请结合结肠镜及膀胱镜进一步检查；③MRU：膀胱充盈可，膀胱顶壁偏左侧可见菜花样充盈缺损。双侧肾盂及输尿管走行自然，未见明确异常扩张或充盈缺损。

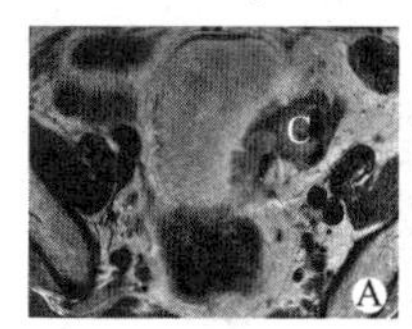

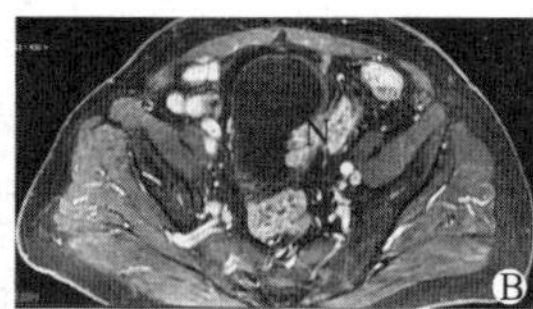

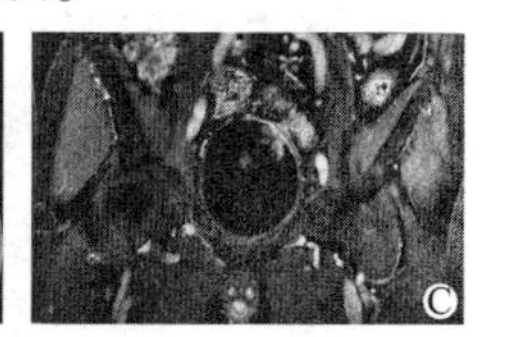

图 37－2　MRI 图像

A：乙状结肠壁局部增厚，局部形成肿物（字母“C”示），T2WI 图像病变呈稍高信号，病变处外膜毛糙、可见多发索条影；B、C：增强扫描可见较明显不均匀强化，侵及邻近膀胱壁并凸向腔内（字母“N”示），符合结肠癌侵及膀胱。

·笔记·

PET/CT：①前列腺术后缺如，精囊腺未见显示，术区未见明确肿瘤复发征象，请结合临床随诊；②乙状结肠局部肠壁增厚，伴代谢增高，可符合癌，侵及浆膜面。膀胱顶壁及左后壁肿物，伴代谢增高，考虑恶性，膀胱癌？乙状结肠癌侵犯膀胱？病变肠管旁、左侧血管旁小淋巴结，未见代谢增高，部分不能除外转移，建议密切随诊。

病理会诊：①（胃体）胃底腺息肉；②（乙状结肠）腺癌；③（膀胱）腺癌：原单位主要免疫组化染色结果：CK20(2 -)，CDX-2(3 +)，Ki-67（90% +），PSA(-)，GATA -3(-)。注：送检物均为腺癌组织，未见明确尿路上皮成分。腺癌形态同“乙状结肠”切片内的腺癌。免疫组化染色支持大肠来源。综上，病变符合大肠腺癌累及膀胱。

【诊断】

乙状结肠恶性肿瘤（侵犯膀胱）

前列腺癌术后

【MDT 目的】

决定治疗方案。

【MDT 查房】

(1) 影像科：患者 CT、MRI 结果提示乙状结肠壁局部肿物，肠腔明显狭窄，病变侵及邻近膀胱壁，结合病史及结肠镜、膀胱镜病理结果，病变符合结肠癌侵及膀胱。

(2) 病理科：复阅外院病理结果，考虑乙状结肠腺癌累及膀胱。

（3）泌尿外科：结合病史、相关影像学检查及病例会诊结果，考虑患者乙状结肠腺癌累及膀胱，请结直肠外科会诊是否可行联合手术治疗，需向患者及家属详细交待病情和围手术期风险，如接受手术风险，充分术前准备，限期手术治疗。

【MDT 执行及随访】

积极术前准备，向患者及家属交代病情及治疗方案后，行 3D 腔镜下乙状结肠癌根治性切除术 + 膀胱部分切除术。

术中冰冻病理回报：（膀胱切缘）黏膜组织，未见癌。（膀胱切缘 2）纤维结缔组织，伴炎细胞浸润及挤压退变，未见明确癌。（肠系膜下动脉腹主动脉前淋巴结）淋巴结未见转移癌（0/1）。（肠系膜下动脉腹主动脉前淋巴结 2）淋巴结未见转移癌（0/1）。（肠系膜下动脉腹主动脉前淋巴结 3）淋巴结未见转移癌（0/1）。（肠系膜下动脉腹主动脉前淋巴结 4）淋巴结未见转移癌（0/1）。（肠系膜下动脉腹主动脉前淋巴结 5）淋巴结未见转移癌（0/1）。

大体见直肠肿瘤最大径 4. 5cm，累及膀胱壁组织。术后病理："前列腺癌根治术后"。（1）（直肠癌根治标本及部分膀胱）直肠盘状隆起型中分化腺癌，可见高别肿瘤出芽和低分化肿瘤细簇。肿瘤侵透肌壁，累及膀胱肌层及黏膜。未见明确脉管瘤栓、神经侵犯及肌壁外静脉侵犯。系膜切缘、环周切缘；（2）（上切缘）；（3）（下切缘）、（膀胱切缘）和（膀胱切缘 2）均未见癌。淋巴结未见转移性癌（0/33）（肠系膜下动脉腹主动脉前淋巴结）0/1（肠系膜下动脉腹主动脉前淋巴结 2）0/1（肠系膜下动脉腹主动脉淋巴结 3）0/1（肠系膜下动脉腹主动脉前淋巴结 4）0/1

（肠系膜下动脉腹主动脉前淋巴结5）0/1；（4）（右髂外动脉旁淋巴结）0/4；（5）（腹主动脉旁淋巴结）0/4；（6）（右髂总动脉旁淋巴结）0/2；（7）（左髂总动脉旁淋巴结）0，脂肪组织；（8）（左髂外动脉旁淋巴结）0/2；（9）（骶前淋巴结）0/3 系膜淋巴结 0/7 肠壁淋巴结 0/6。pTNM 分：pT4bN0。免疫组化结果显示：BRAF-V600E（-），C-MET（2+），HER2（0），MLH1（+），MSH2（+），MSH6（+），PMS2（+）。分子病理：未显示 EGFR 基因第18、19、20和21号外显子突变；未显示KRAS基因第2、3和4号外显子突变。未显示NRAS基因第2、3和4号外显子突变；未显示PIK3CA基因第9、20号外显子突变：未显示BRAF基因第1、15号外显子突变。另：未显示ALK、ROS1、RET、NTRK基因易位，未显示HER2、MET基因突变，未显示MET基因扩增，未显示EGFR少见突变。肿瘤突变负荷（TMB）数值：2个突变/Mb；微卫星状态：稳定（MSS）。在受检者的WRN基因（NM 000553.4）发现c.1105C > T（p.Arg369Ter）突变，杂合型，无义突变。ClinVar数据库报道为数病突变。ExAC数据库人群率为0。综上所述，目前该突变判断为致病突变。

随访5个月，未见复发。

【MDT点评】

原发性膀胱腺癌仅占所有原发性膀胱癌中的0.5%～2%，任何膀胱腺癌都应该引起对远处原发癌的怀疑，膀胱可能被结直肠、前列腺和女性生殖道的原发肿瘤直接侵犯。而乙状结肠前方紧邻膀胱，乙状结肠陷窝背侧是左侧输尿管，因此乙状结肠癌最容易侵犯泌尿系统，一些患者还可能以泌尿系统症状为首发症状，如膀胱刺激症状及血尿。有学者认为恶性细胞通过输尿管扩散是结直肠癌累及膀胱的可能机制。膀胱受累可通过超声、CT、MRI 和膀胱镜检查进行评估。

原发性膀胱腺癌和转移性结直肠腺癌之间具有组织学相似性，这对疾病的诊断和鉴别来说是具有挑战性的。包括 CK7、CK20、绒毛蛋白和 β - catenin 在内的免疫组化检测则有助于诊断，因为大多数结直肠起源的病变具有 CK7 阴性谱，而显示 CK20、绒毛蛋白和 β - catenin 阳性免疫谱。局部晚期直接累及膀胱壁的癌症可以通过整体部分或全膀胱切除术成功治疗。继发性腺癌的治疗则取决于原发肿瘤的分期、位置、程度和膀胱转移的数量，可通过手术切除和放化疗联合进行治疗。

王一凡　王明帅　张　瑾　梁　晶　周　全　撰文

宋　刚　邢念增　审校

参考文献

[1] ANDREA GIULIANI, GASP ARE GALATI. Endoluminal Metastasis of Colon Cancer to the Urinary Bladder via the Ureter: Report of a Case[J]. Surg Today, 2010, 1093 - 1096.

[2] Yamamoto T, Yoshioka N, Katoh Y, et al. A case of sigmoid colon cancer that spread to the urinary bladder via the ureter (in Japa-

·笔记·

nese) [J]. Hinyokika Kiyo,2005,51:673 -675.

[3] Tamboli P, Mohsin SK, Hailemariam S, et al. Colonic ade - nocarcinoma metastatic to the urinary tract versus primary tumours of the urinary tract with glandular differentiation: a report of 7 cases and investigation using a limited immunohisto-chemical panel[J]. Arch Pathol Lab Med,2002,126:1057 -1063.